PIEZOELECTRIC
SURGERY
OF IMPACTED TEETH
超声骨刀在阻生牙
拔除中的应用

PIEZOELECTRIC SURGERY OF IMPACTED TEETH

超声骨刀在阻生牙拔除中的应用

（意）安吉洛·卡达雷利　主编　　　　王恩博　崔念晖　主审
（Angelo Cardarelli）

（意）阿伦 K. 加格　编者　　　　　　吴　斌　黄圣运　主译
（Arun K. Garg）

北方联合出版传媒（集团）股份有限公司
辽宁科学技术出版社
沈阳

图文编辑

张　雪　康　鹤　王静雅　纪凤薇　陈彩虹　刘玉卿　张　浩　赵圆媛

©2023，辽宁科学技术出版社。
著作权合同登记号：06-2020第235号。

图书在版编目（CIP）数据

超声骨刀在阻生牙拔除中的应用 /（意）安吉洛·卡达雷利主编；吴斌，黄圣运主译. —沈阳：辽宁科学技术出版社，2023.1
　　ISBN 978-7-5591-2536-1

　Ⅰ.①超…　Ⅱ.①安…②吴…③黄…　Ⅲ.①阻生牙—拔牙　Ⅳ.①R782.11

中国版本图书馆CIP数据核字（2022）第230447号

出版发行：辽宁科学技术出版社
　　　　　（地址：沈阳市和平区十一纬路25号　邮编：110003）
印 刷 者：凸版艺彩（东莞）印刷有限公司
经 销 者：各地新华书店
幅面尺寸：210mm×285mm
印　　张：12.5
插　　页：4
字　　数：260千字
出版时间：2023年1月第1版
印刷时间：2023年1月第1次印刷
策划编辑：陈　刚
责任编辑：金　烁　杨晓宇
封面设计：盼　盼
版式设计：袁　舒
责任校对：李　霞

书　　号：ISBN 978-7-5591-2536-1
定　　价：258.00元

投稿热线：024-23280336
邮购热线：024-23280336
E-mail:cyclonechen@126.com
http://www.lnkj.com.cn

主审简介
Reviewers

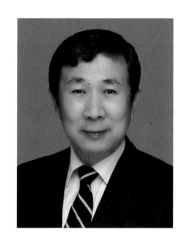

王恩博

北京大学口腔医院口腔颌面外科主任，主任医师。中华口腔医学会牙及牙槽外科专业委员会委员，北京口腔医学会牙及牙槽外科专业委员会主任委员，北京口腔医学会口腔颌面外科专业委员会常务委员，北京口腔医学会口腔种植专业委员会委员，中国牙病防治基金会专家组成员，北京大学医学部住院医规范化培训学科组专家，北京市住院医规范化培训学科组专家，北京医学会鉴定专家，北京市海淀区口腔医疗质控专家组成员等。主要从事牙槽外科的医、教、研工作，专业特长包括微创拔牙，阻生牙、复杂牙拔除，颌骨囊肿治疗，种植外科及种植前外科等。研究方向包括牙源性囊肿和肿瘤的生物学行为与骨吸收相关性研究，微创化器械及骨充填材料在牙槽外科领域应用等系列临床研究。发表于国内外核心期刊论文20余篇，参与多部教材及参考书的编写，参与多项国家自然科学基金研究课题。

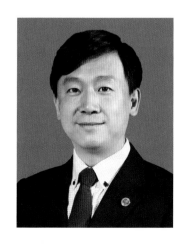

崔念晖

北京大学口腔医院口腔颌面外科副主任，主任医师，副教授。中华口腔医学会牙及牙槽外科专业委员会常务委员，北京口腔医学会牙及牙槽外科专业委员会副主任委员，北京口腔医学会口腔颌面外科专业委员会常务委员。长期从事口腔颌面外科专业的医、教、研工作。临床工作以牙槽外科为主，针对智齿全生命周期的诊治（拔除、移植、冠切术等）有丰富的经验。基础科研工作围绕颌骨破坏机制、牙槽骨再生等方面进行。参编《口腔颌面外科学》《口腔颌面导航手术》等专著。

译者简介
Translators

主译

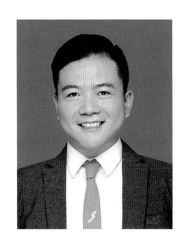

吴 斌

首都医科大学附属北京潞河医院口腔科副主任医师，口腔颌面外科学硕士。2022年北京冬奥会、冬残奥会医疗保障牙科医生及先进个人。擅长微创拔牙、口腔外科门诊手术、颌面部感染及创伤救治、笑气镇静舒适化治疗、特殊人群心电监护下口腔治疗、医疗质量控制与管理、科普宣传写作、个人品牌宣传。中华口腔医学会牙及牙槽外科专业委员会委员，中国整形美容协会牙颌颜面医疗美容分会理事、青年理事主任委员，北京口腔医学会种植专业委员会委员，北京口腔医学会牙及牙槽外科专业委员会委员，北京口腔医学会镇静镇痛专业委员会委员，北京口腔医学会老年病专业委员会委员，北京健康教育协会口腔健康教育专业委员会委员，中国科学技术馆科普讲师团特聘讲师，北京市通州区卫计委口腔质量与控制专家组成员。主译口腔专著《拔牙技巧》《让孩子看牙不哭的17个妙招》，副主译口腔专著《口腔门诊外科手术图谱》《基于解剖分区的骨增量术：技术要点与临床决策》，参编《口腔门诊麻醉并发症及处理》《微创拔牙病例精解》，参译《重塑您的笑容》。

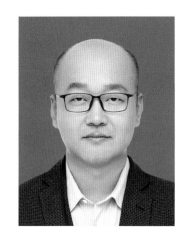

黄圣运

口腔种植学博士，材料学博士后，山东第一医科大学附属省立医院口腔医院主任医师、教授，山东大学和山东第一医科大学硕士研究生导师。中华口腔医学会牙及牙槽外科专业委员会委员，中华口腔医学会口腔颌面外科分会青年委员，中华口腔医学会口腔颌面修复专业委员会委员，山东省医学会口腔医学会秘书，山东省医师协会颌面外科分会常务委员兼秘书，山东省口腔医学会口腔颌面外科分会委员兼秘书，山东省口腔医学会口腔种植分会委员，济南市口腔医学会副会长。主持省部级以上课题5项，获山东省科学技术进步二等奖（第二位）、山东医药科学技术进步二等奖（第二位）。获"山东省齐鲁卫生与健康杰出青年人才"称号、山东第一医科大学附属省立医院第一届优秀中青年创新人才、第四届"省医工匠"称号。主译口腔专著《基于解剖分区的骨增量术：技术要点与临床决策》，主编系列丛书第一部《胶原在口腔种植中的应用》、第二部《数字化口腔种植技术》。在《Regenerative Biomaterials》《BMC Oral Health》等种植临床方面的经典SCI期刊发表论文近50篇，在中文核心期刊发表论文20余篇。

副主译

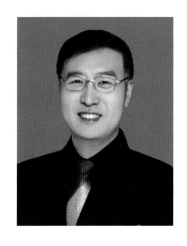

陈 强

副主任医师，南京大学硕士，江苏省盐城市口腔医院口腔颌面外科主任。本科毕业于山东大学口腔医学院，江苏省口腔医学会牙及牙槽外科专业委员会副主任委员，江苏省口腔医学会镇静镇痛专业委员会副主任委员，江苏省整形美容协会口腔颌面整形专业分会常务委员，江苏省口腔医学会口腔颌面外科专业委员会委员，江苏省抗癌协会头颈肿瘤专业委员会委员，江苏省盐城市医学会口腔医学分会委员。获国家发明专利1项、实用新型专利2项。擅长口腔头颈肿瘤的诊治，儿童埋伏多生牙和埋伏低位阻生牙牵引拔牙、自体牙移植等微创手术，笑气镇静、心电监护微创拔牙等舒适化治疗。

译者名单
Translators

主　审

王恩博　北京大学口腔医院

崔念晖　北京大学口腔医院

主　译

吴　斌　首都医科大学附属北京潞河医院

黄圣运　山东第一医科大学附属省立医院口腔医院

副主译

陈　强　盐城市口腔医院

译　者

步　捷　济宁医学院

孙　举　北京房山区第一医院

王晓萍　烟台毓璜顶医院

吴　俊　乌鲁木齐市口腔医院

崔　婧　济南市口腔医院

李　皓　卓正医疗

武金峰　上海天智口腔门诊部

引言
Introduction

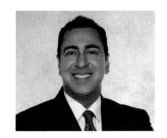

在这本全面的临床拔牙技术指南中，Angelo Cardarelli医生提出了一种创新的手术方法，虽然现在拔牙已经有标准的方法，但拔牙仍然是许多患者严重焦虑的根源。近20年前，为克服传统手术设备的一些局限性而引入了压电外科技术。在压电外科技术中，超声波振动被用来切割骨头，也可以保护软组织，从而尽量减少操作的侵袭性以及相关的创伤。压电外科技术为不擅长复杂拔牙病例的临床医生提供了一种前沿的方法，帮助他们克服这种恐惧。超声骨刀是一种先进的工具，是绝大多数外科临床医生都应该引进的外科设备。

Angelo Cardarelli医生10年来专注于使用超声骨刀拔除阻生牙，结合他的个人实践和教学经验，总结了一套既可以减少创伤，又可以降低诸如疼痛、肿胀或张口受限等术后并发症发生风险的可行性技术。作者全程引导读者走进这一独特的方法，深入浅出地了解从诊断到制订治疗计划的全过程，掌握简单和复杂的牙齿拔除技术。因为编写过很多教科书，我有亲身体会：表述一项自己早已掌握的技术难度，绝不亚于第一次尝试这一技术，Angelo Cardarelli医生在这方面是一位杰出的老师。

从全面回顾牙科解剖知识开始，本书以结合病例的方式描述了相关的影像学知识、设备、麻醉（局部和静脉）技术、组织瓣设计和缝合。无论是对于阻生牙和非阻生牙，药物治疗前后干预措施及其潜在的并发症都做了说明。通过一系列精美的插图和手术照片，详细、全面地诠释了病例的每一个操作步骤。

我很荣幸有机会介绍这本全新又有创意的图书，我给每位在拔牙操作的压力中寻求帮助的临床医生提个建议：大家都应该来阅读这本有先见之明的指南，它是一个不可或缺的科学与艺术的完美结合体，是成功的、无创的和美学的精华。

祝贺我的同仁和好友通过本书将他的博学多才、才华横溢展现得淋漓尽致。

阿伦 K. 加格（Arun K. Garg）

口腔颌面外科教授

美国迈阿密大学医学院口腔颌面外科

国际牙科种植协会（IDIA）主席

中文版序言
Foreword

首先非常荣幸吴斌医生邀请我为本书作序。目前，国内各大口腔医院均将口腔外科作为一门独立学科来进行规划及建设，突显出该门学科举足轻重的地位，也使学科取得显著进步。但从整体上看，我国各级医疗单位技术水平参差不齐，对国际口腔外科新理念、新技术缺乏及时跟进，翻译国外优秀著作可弥补该方面的空白，不仅可以促进新技术、新理念、新材料、新设备的普及与推广，而且可以显著提升临床治疗水平，满足人们对医疗服务质量和水平的更高要求。

近年来，随着微创理念的发展和技术的进步，各种微动力设备开始应用于牙拔除术，这些设施既能减少拔牙创伤、降低拔牙并发症，还可极大地减轻患者的身心压力，从而弥补了传统拔牙器械的不足并逐渐取代了传统拔牙工具。其中，外科专用切割手机、气动手机、超声骨刀等微动力系统已被越来越多地应用于牙拔除术中。

本书全方位介绍了超声骨刀的临床应用价值，系统讲解超声骨刀在不同阻生牙拔除中的使用以及牙槽外科相关基础知识，内容涵盖解剖、药理、外科基本操作、相关药物应用、并发症的防治和处理等，对于临床医生系统提升专业水平具有一定的参考价值。超声骨刀是借助高强度聚焦超声技术，通过转换装置将电能转化为机械能，经高频超声振荡将手术中需要切割的组织彻底切割破坏。1988年意大利口腔颌面外科医师Tomaso将超声骨刀改良应用于口腔颌面外科领域，如上颌窦外提升术、自体移植骨获取术、牵张成骨术、牙槽嵴扩张术、根管外科手术、牙周手术、下牙槽神经减压术、囊肿摘除术、阻生牙拔除术等。相较于其他微动力系统，超声骨刀具有选择性切割及精确性操作的优点，将软组织损伤的风险降到最低限度，其功率与频率仅对硬组织有效，从而降低了软组织受损的风险。有限的振动幅度使切割过程更安全，即使是不小心碰到神经和软组织，也不会带来损伤。采用超声骨刀拔除与下牙槽神经毗邻关系密切的下颌阻生第三磨牙，可以极大地降低神经损伤的风险。高聚焦超声技术在切割时，产生的热量极少。手术刀头的喷水可有效冲洗术区，同时避免温度升高，再加上适量的冷却水在刀头和术区准确地形成水雾，可以使创口温度保持在38℃以下，水雾冲洗创口，使手术进行中创口清晰、术区视野良好，便于操作。超声骨刀工作精度以微米计，而且操作握持仅需很小的力度，切割时无振动，切割轨迹不受限制。可点状垂直切割，也可任意方向曲线切割。使用超声波振动技术，克服了传统方法对精度与安全性的限制，具有显著优势。此外，超声振荡造成空化作用可限制血液渗出且利于从工作区清除骨屑，使医生能非常清楚地看到手术区，最大限度地避免损伤黏膜、血管、神经等软组织。

衷心希望大家"同呼吸共命运"，共同将我国的口腔外科事业不断发展壮大！

中华口腔医学会牙及牙槽外科专业委员会主任委员

2022年9月

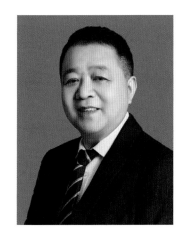

胡开进

教授，博士，博士生导师，主任医师。中华口腔医学会首届牙及牙槽外科专业委员会主任委员，中华口腔医学会第七届口腔颌面外科专业委员会副主任委员，陕西省口腔医学会第二届口腔颌面外科专业委员会主任委员，教育部高等学校口腔医学类专业教学指导委员会委员，国家自然科学基金及国家科技奖评审专家，国家卫计委指定口腔临床专业咨询专家，国家精品课程主讲教授，《中国口腔颌面外科杂志》等8本杂志编委。已发表教学和科研论文300余篇，其中SCI收录60余篇。已出版专著38部，主编及主译专著19部。获国家、军队、省部级研究课题16项，获国家、军队、省部级教学及科研奖励19项，获得国家专利16项。

中文版前言
Preface

　　首先感谢辽宁科学技术出版社陈刚副总编辑向我推荐《超声骨刀在阻生牙拔除中的应用》这本书，初读此书，我对此书的内容犹豫，因为虽然很早就知道有超声骨刀这种工具，但是由于对它不了解，总觉得它工作效率低、操作烦琐，相对于传统拔牙工具也没有什么优势之处，就一直放弃了对它的使用。当我细细研读此书后才发现，这真是一本值得所有热爱牙槽外科事业、热衷于拔牙的口腔外科医生去阅读学习的一本好书。虽然题目是超声骨刀，其实它是一本全面系统的微创拔牙教科书，从口腔局部解剖、外科基本技术知识、口腔放射影像学、局部麻醉和镇静镇痛相关技术，到术中术后患者的药物管理以及拔牙相关并发症的处理和口腔门诊相关急救。本书通过介绍超声骨刀的原理和应用，用大量清晰精美的病例图片详细展示了超声骨刀在不同类型阻生牙拔除中的应用。

　　据我所知，这应该是现有的第一本关于超声骨刀在牙槽外科中应用的专著，虽然早在2003年超声骨刀就被引进用于我国口腔医疗领域，但是因为客观的限制以及对超声骨刀的了解甚少，在国内口腔临床中超声骨刀的应用尚未普及。

　　经过研读全书并且临床上尝试使用，发现在很多时候，比如上颌埋伏阻生牙以及多生牙或者断根拔除中，相对于普通仰角手机来说使用超声骨刀会更安全和高效，而且非常得心应手。特别是在某些极端情况，诸如邻近下颌神经管的断根、张口受限且连接上颌窦的上颌埋伏牙，因为有超声骨刀的存在，更可以使得很多无法进行的手术成为可能。

　　临床应用后的巨大收获让我迫不及待联系到大学同窗好友黄圣运医生，希望一起翻译这本好书，我们一拍即合，便组织主要从事口腔颌面外科工作的同学和校友一起进行翻译工作，在这里由衷感谢我们翻译团队的辛苦劳动。当然，翻译也是一次很好深入学习的过程，再次感谢原著作者给我们带来的这本好书，通过与本书作者的交流，也让我们感受到他是一名在牙槽外科和种植领域都有独特建树，并且热爱分享和睿智的口腔外科医生。在翻译过程中也得到了他很多的帮助，在此向他表示衷心的感谢。

　　在这里，首先要感谢我的恩师刘静明教授，是他培养我成为一名真正的颌面外科医生；也要感谢带领我开启微创拔牙之旅的启蒙老师胡开进教授；还要感谢在牙槽外科工作和学习中给予我无私帮助且对本书进行审校工作的王恩博教授和崔念晖教授。

希望这本极富创新理念的拔牙专著，可以让害怕且不擅长拔牙的医生从此游刃有余、无所畏惧，让热爱且擅长拔牙的医生更加技高一筹。由于时间仓促、能力有限，书中难免有不足之处，恳请各位同仁批评指正，不吝赐教。

吴　斌

2022年9月

前言
Preface

  阻生牙或部分阻生牙的拔除是口腔外科医生最常进行的临床手术之一。影响牙齿拔除的因素有很多，例如外科医生的知识和经验、牙齿的定位、牙冠和牙根的解剖结构以及牙齿埋伏的深度与阻生的类型，拔牙手术可以从非常简单到极其困难。这都取决于与阻生牙拔除相关的要素：熟练的专业技术，扎实的解剖知识，以及丰富的手术经验。

  因此，制订治疗计划至关重要，因为它可以最大限度地减少术后并发症发生的风险（如疼痛、肿胀、张口受限、干槽症甚至神经损伤或血管意外等），并且能有效地控制这些并发症，最大限度地降低对患者造成的创伤。

  在过去的几年里，外科受到了技术革新的深刻影响。特别是压电技术在外科的应用，使得一些重要的临床手术得到改进，包括阻生第三磨牙的拔除：压电外科或者压电手术。与种植学不同的是，牙槽外科是口腔医学中广泛存在的一个分支，对于许多牙科医生来说，尽管他们每天都在进行种植手术，但仍然觉得复杂牙齿拔除是一个"禁区"；事实上，他们认为复杂牙齿拔除这样的手术非常复杂，而且常常使术者感到焦虑和畏惧。无论是简单还是复杂的拔牙手术，我已经有10多年临床经验，因此觉得有必要写一本用简单路径描述方式的图书：采用这种可重复和可预测的外科技术进行阻生牙的拔除，通过这样的操作可以减少拔牙过程的侵袭性和创伤。

安吉洛·卡达雷利
（Angelo Cardarelli）

致谢
Acknowledgments

我要向我的人生伴侣Stefania表示感谢，正是因为她一直的支持，才让我在事业上取得成功；感谢我亲爱的父母，他们让我茁壮成长；感谢我的兄弟Filippo，一位才华横溢的搭档，也是灵感的源泉。

也要向所有在我的职业生涯中，教导、传授知识给我的老师们表示衷心的感谢。

感谢我的同事和朋友Arun k. Garg医生，他是一位国际知名的外科医生和教育家，感谢他对本书创作的贡献和支持。

特别感谢Edra编辑团队出色的编辑加工，使我能够编写出这本通俗易读的图书。

最后，也是不能忽略的是，感谢所有的同仁们，是他们给了我信心，让我做出明智的决定去编写这本书，希望本书能成为他们在临床工作中有价值的工具和参考。

简介
Introduction

　　阻生牙的萌出是受基因调控的复杂过程。在基因的调控下，牙胚发育以及牙齿在牙弓的功能牙位上萌出，在其特定的时间。然而，在发育的过程中，很多因素都可能会导致临床上常见的阻生牙的发生。

　　实际上，根据流行病学研究，阻生牙在成年人中的发病率为20%，女性偏高。首先下颌第三磨牙是最常见的阻生牙，其次是上颌第三磨牙和上颌尖牙，较少发生在下颌尖牙和其他牙位。

　　阻生牙可分为以下几类：

○ **阻生牙**：通常在没有阻碍的情况下，牙齿可以在正常的牙位萌出。大多数情况下，牙齿由于牙弓缺乏空间或者牙胚在异常位置发育而阻生

○ **部分阻生牙**：未完全萌出于正常牙位，在口腔内可见或者与口腔相交通

○ **完全阻生牙**：完全被软组织、部分或全部被骨组织覆盖

智齿如果在超过萌出时间后仍在骨组织或者黏膜下，可以认为是阻生。

其他重要的定义如下：

○ **骨融合**：由于牙骨质和牙槽骨粘连后无牙周韧带，常见于老年患者或根管治疗后的牙齿

○ **异位萌出**：由于先天因素导致牙齿处于异常位置

○ **牙移位**：因病理原因造成牙齿移位

　　本书旨在开创一种合理和灵活的方法，允许在明确的指导下，按照清晰的原则和合理的操作流程，处理不同病例的方法和技巧。外科拔牙的技巧是本书的重点，即从复杂性的预测到风险的评估和管理，以及手术技术的选择。

目录
Contents

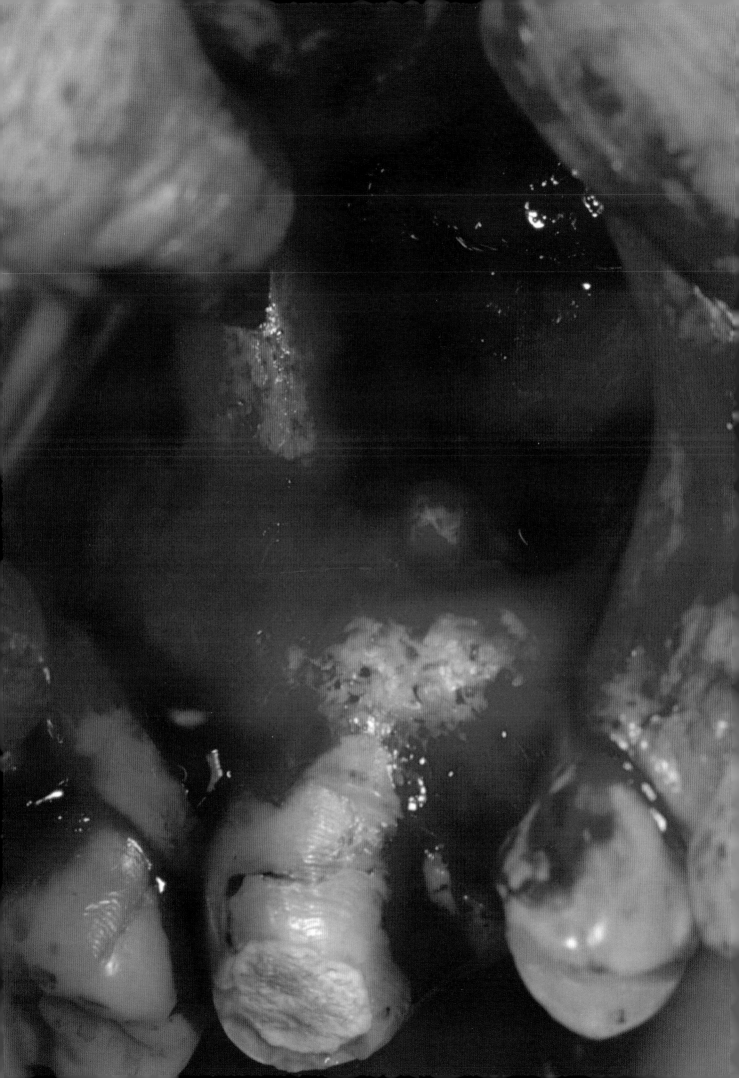

颌骨的解剖外科学
Surgical anatomy of the jaws

解剖学是口腔颌面部任何手术操作的基础。这本书的目的不是详细介绍局部解剖学，而是采用图示将解剖学合理地应用到临床实践中，尤其关注阻生牙拔除术中需要保护的解剖结构。

上颌

在上颌区，手术时重点关注的是鼻腭神经血管束，走行于上颌骨前部中线处的管腔里，位于切牙乳突下方。意外切断该神经血管束不会造成任何功能障碍，但是会造成大出血（图1.1）。

在更靠近颅骨的区域，另一个代表性的解剖结构是眶下神经血管束，从眶下缘下方的眶下孔穿出，分布于鼻背同侧的面颊部。如果所涉及的神经萎缩或者麻醉阻滞，应通过全层剥离进行适当暴露，以防止可能的意外伤害（图1.2）。

在上颌骨的后部，需要关注的是上颌窦，不同患者之间差异很大。它由薄层呼吸道黏膜覆盖并且与鼻腔交通。尤其在拔除突出到上颌窦内的牙齿时，需要在影像学上进行合理的评估，将发生上颌窦意外穿孔的风险降到最低（图1.3和图1.4）。

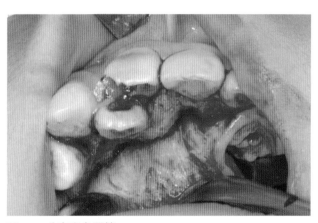

图1.1　分离出鼻腭管。

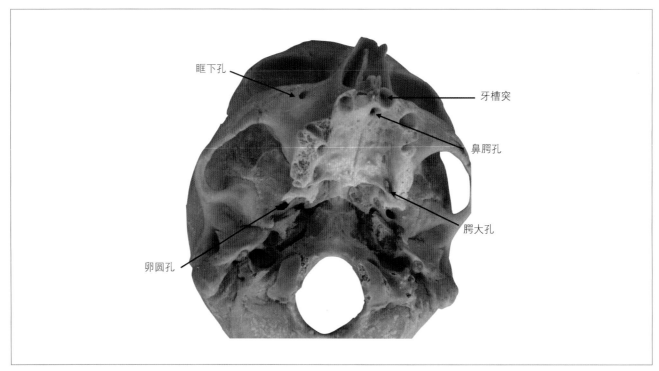

图1.2　在干燥颅骨上突出显示上颌骨的解剖结构。

硬腭

　　除之前提到的鼻腭神经血管束，手术时需要注意的还有**腭大神经血管束**，由**腭大神经**和**腭大动脉**组成，穿出位置在上颌第一磨牙颈部中点腭侧1cm处。如果牙槽骨萎缩，管腔可出现在牙槽嵴顶，术者需要考虑到这种可能以避免误伤出血，尤

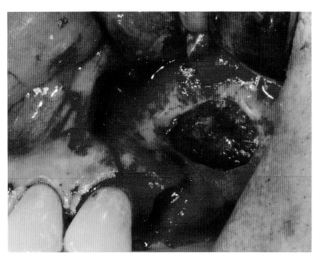

图1.3　上颌窦底提升术。

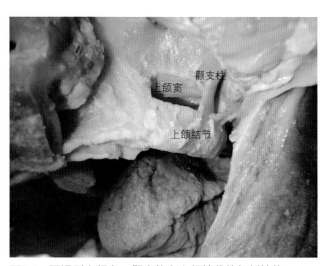

图1.4　可识别上颌窦、颧支柱和上颌结节的解剖结构。

其是在下列情况：取腭侧结缔组织，拔除该区域的阻生牙和上颌磨牙腭侧根的根尖切除术（图1.2）。

翼腭窝

翼腭窝位于上颌结节和蝶骨翼突之间。呈倒金字塔形，底端对应于上颌结节和蝶骨翼突的连接处。上部平面由翼突根部及蝶骨大翼组成。前部对应于上颌结节，后部相对于蝶骨翼突的前缘。内侧壁由腭骨垂直板组成，上缘止于蝶腭孔。以下结构通过翼腭窝：上牙槽后骨管、圆孔、咽管、翼管、蝶腭孔、眶下裂、翼腭管（上颌动脉，翼静脉丛和三叉神经的上颌支）。

颌内动脉

颌内动脉是颈外动脉的终支，穿过颞下窝后终止于翼腭窝。提供上颌骨、下颌骨、牙齿、腭、咀嚼肌和部分鼻腔的血供。其分支包括眶下动脉、腭降动脉、翼管动脉和蝶腭动脉（图1.5）。

颊

面神经

面神经走行于皮下组织水平，因此在颊部除非深部病损切除，一般不会损伤面神经。面神经是混合性神经，含有运动根和感觉根。躯体运动纤维起源于面神经运动核，支配面部表情肌，然而内脏传出纤维支配除腮腺外的所有唾液腺。

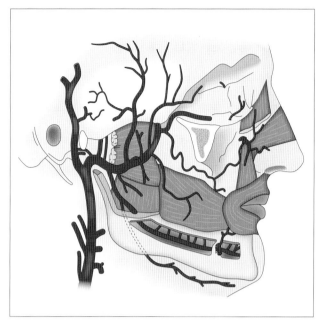

图1.5　面动脉的分支及走行。

面动脉

面动脉（或称颌外动脉）是颈外动脉的分支，绕过下颌骨体部向前向上走行到达口角。

面动脉进入下颌下腺，走行于咬肌附着处前缘，在此可以触摸到搏动感。下颌磨牙及前磨牙前庭沟区的手术操作容易损伤面动脉。因此，手术操作时为减少风险，翻全厚瓣和仔细分离局部组织是非常重要的（图1.6）。

颊脂垫

颊脂垫位于咬肌和颊肌之间的颊部区域，由具有一定体积和支撑作用的脂肪组织构成。

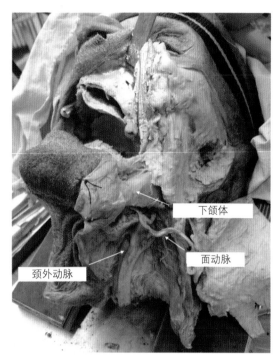

图1.6 突出颈外动脉和面动脉走行的解剖标本。

意外切除颊脂垫不会造成严重后果，但是可能形成疝。也可以取颊脂垫来关闭口鼻瘘（图1.7）。

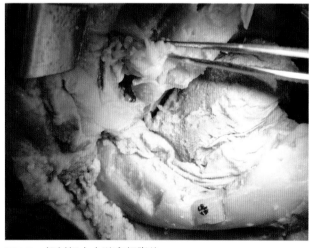

图1.7 解剖标本中游离颊脂垫。

Stensen导管（腮腺导管）

腮腺导管是腮腺的排泄管，在上颌第二磨牙颈缘处，开口于口腔内。如果必须在腮腺导管邻近组织做减张切口或者处理时，对腮腺导管的识别非常重要，以免瘢痕愈合而影响腺体的正常分泌。

唇

手术需要注意的是**上、下唇动脉**，在切除黏液囊肿、唇部赘生物，或者在拔除阻生牙时不规范使用涡轮机的罕见病例中都有可能损伤。然而，由此产生的出血可以很容易地采用电凝止血。在处理软组织的时候，应注意到小唾液腺的存在，以免囊肿形成。

下颌骨

下颌骨中最重要的结构是下牙槽神经血管束，由下牙槽动脉和下牙槽神经组成。

下牙槽神经血管束在舌体水平穿下颌骨舌侧的下颌孔进入，在实施阻滞麻醉时要考虑到下颌孔的位置有很大的变异性。

通常位于𬌗平面上方1~1.5cm，下颌支前缘后方约2cm。

在沿牙根尖下方的下颌管向前走行至前磨牙后，分为两个终支：一支为颏神经，从颏孔穿出；另一支为切牙神经，与对侧神经吻合。

颏神经损伤后可能改变相对应的同侧区域下唇的敏感性，因此充分地分离颏孔来防止意外损伤非常重要。

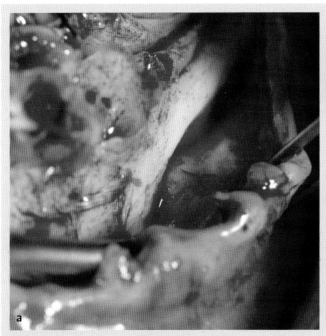
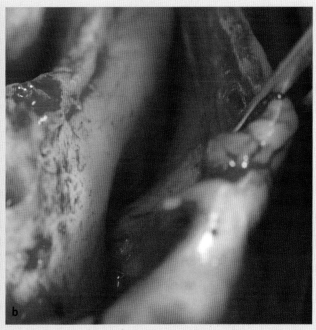

图1.8 （a，b）颏孔和暴露的颏神经。

当颏神经出颏孔时回弯形成颏神经袢，再向前走行，分布于下唇（图1.8a，b）。

下牙槽动脉沿相同路径走行，为下颌骨提供血供。

在大多数情况下，影像学上CT扫描比曲面断层扫描更容易确定下颌管的路径。

颊神经

颊神经支配前庭黏膜和磨牙牙龈，沿磨牙后三角区的黏膜下平面走行。通常位于第三磨牙前庭侧大约1cm，沿外斜线走行（图1.9）。

舌下间隙

舌下间隙是将舌根与下颌骨内侧中间部分开的间隙。该间隙包含手术损伤风险较高的结构，如下所述。

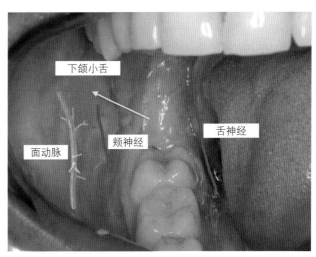

图1.9 磨牙后三角区的解剖图解。

舌神经

舌神经是在拔除第三磨牙阻生牙手术时需要关注的解剖结构。舌神经在下牙槽神经进入下颌管前分离出来，在翼内肌和下颌骨内侧面之间走行。但是因为变异较多，在磨牙后三角区可能非常表浅，这个区域做切口需要偏向前庭沟，若需要分离舌侧瓣，应该完全在骨膜下进行。

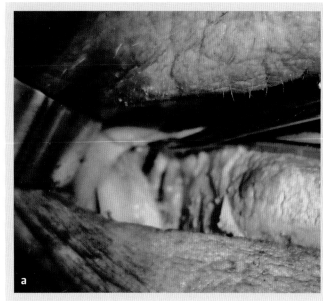
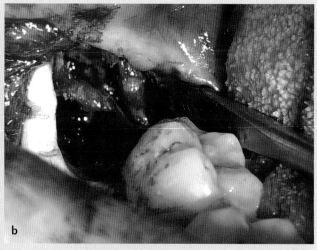

图1.10 （a）尸体标本磨牙后三角区分离舌神经；（b）拔除第三磨牙阻生牙时分离舌神经。

舌神经纤维非常粗大，通常在所支配的组织中可以鉴别。正是这个原因，该区域需要使用骨膜剥离器（Prichard剥离器）来进行充分保护；在这种情况下，术中助手的配合是非常重要的（图1.10）。

舌动脉

舌动脉在舌根处较深，向浅层走行达舌尖水平。舌动脉的损伤可导致出血，然而这在门诊条件下通常很难充分止血。

舌动脉供应区域包括：下颌骨，舌内肌和外肌、舌下腺、腭扁桃体、会厌和舌骨（图1.11）。

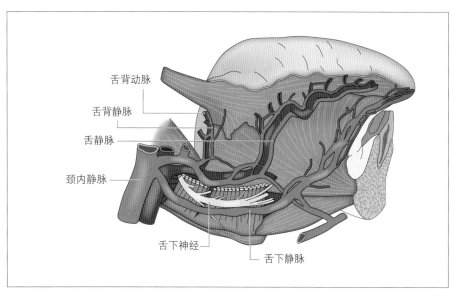

舌背动脉

舌背静脉

舌静脉

颈内静脉

舌下神经

舌下静脉

图1.11 舌动脉走行。

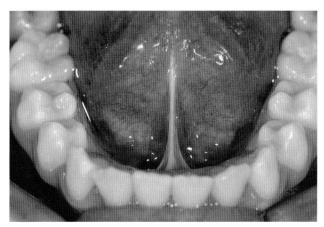

图1.12　舌腹表面有非常丰富的血管，易出血。

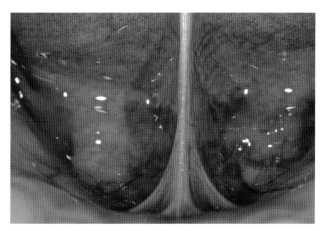

图1.13　口底区有舌系带和舌下肉阜。

舌下动脉

舌下动脉进入舌下间隙，终止于舌尖部位。其在舌系带处与对侧动脉吻合。

舌背动脉

舌背动脉是舌动脉的分支，分布在舌乳头区，走行于舌肌层（图1.12）。

舌下腺

下颌第三磨牙拔除术与舌下腺没有直接关系，但是了解和掌握颌下腺导管的走向非常重要。颌下腺导管开口于舌下肉阜，在舌系带切除术或者唾液腺结石的治疗中可能受到损伤（图1.13）。

推荐阅读

DuBrul EL. *Sicher's Oral Anatomy*. St. Louis: Mosby; 1980.
Netter FH. *Atlas of Human Anatomy*. 6th ed. Philadelphia: Saunders/Elsevier; 2014.
Paulsen F, Waschke J. *Sobotta Atlas of Anatomy*. Vol. 3, *Head, Neck and Neuroanatomy*, 15th Edition Urban & Fischer/Elsevier, Philadelphia; 2009.
Rodella LF, Labanca M, Rezzani R. *Anatomia chirurgica per l'odontoiatria*. Edra, Milano; 2014.

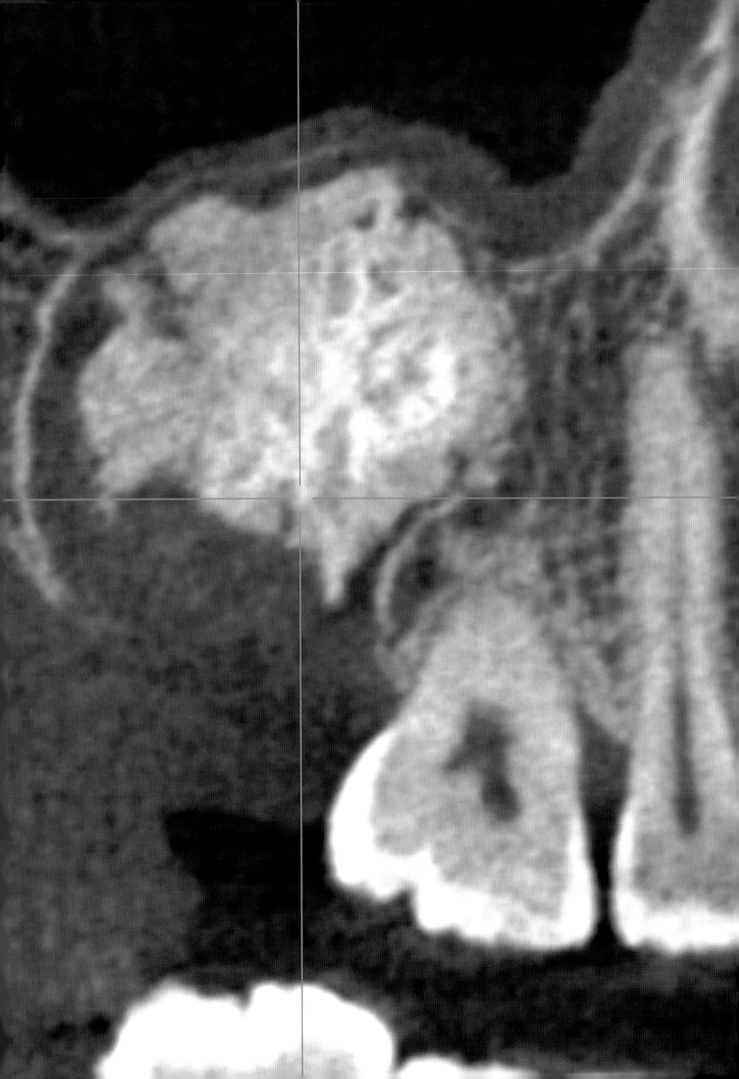

诊断影像学和放射解剖学
Diagnostic imaging and radiological anatomy

全口曲面断层片是经典的影像学检查方法，用于评估牙齿萌出状态、牙齿的位置和倾斜角度、发现潜在龋坏或智齿导致的各种病变，建议13~20岁人群使用曲面断层片作为一种筛查方法。

影像学评估让临床检查更为完善，并提供了关于相邻的解剖结构和骨骼的信息。以下结构非常容易辨别（图2.1~图2.3）：

- 乳牙和恒牙
- 阻生牙和多生牙
- 牙周结构
- 下颌（正中联合、下颌体、下颌角、下颌神经管、喙突和髁突）
- 上颌（正中联合、鼻腭管、前鼻棘、上颌窦底、鼻底）

牙齿的解剖位置

外科术式的制定和分类是评估手术难度，以及是否可以达到良好预期的基础。如下所示，以往文献将下颌阻生牙分类。

Winter分类

Winter分类是一种较为准确的分类方法，根据埋伏第三磨牙与第二磨牙长轴所成的夹角进行分类，同时这也是阻生牙脱位路径。

智齿可以近中倾斜（最常见，从外科角度来看并不复杂）、水平倾斜、轻度倾斜、远中倾斜（不常见，由于牙冠与下颌升支关系密切，往往拔除最困难）（图2.4~图2.7）。

Pell和Gregory分类

Pell和Gregory分类基于以下两种指标：

- 第三磨牙与下颌升支前缘的关系（图2.8）：
  - Ⅰ类：牙冠全部位于下颌升支前方
  - Ⅱ类：牙冠的一半位于下颌升支内
  - Ⅲ类：牙冠全部埋藏于下颌升支内，需要去骨才能拔除
- 根据第二磨牙咬合面与第三磨牙咬合面的关

系确定切口深度（图2.9）：

▸A类：咬合面基本平齐，位置较浅，仅位于黏膜下

▸B类：第三磨牙咬合面位于第二磨牙咬合面

与釉牙骨质界之间

▸C类：第三磨牙的咬合面位于第二磨牙釉牙骨质界的下方，这种情况下的手术入路比较困难

第三磨牙的分类

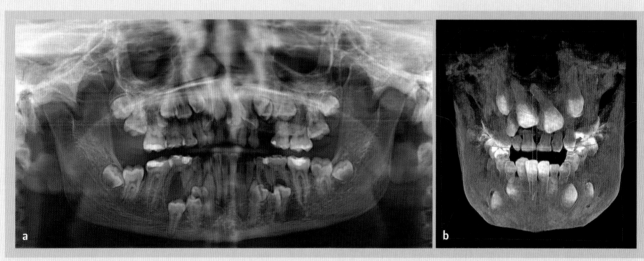

图2.1 （a）曲面断层片显示颅锁骨发育不全的男性患者，表现为乳牙滞留、多生牙、发育不全等；（b）三维重建图像。

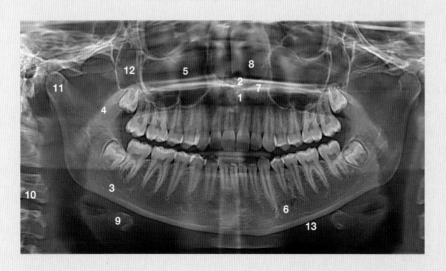

图2.2 曲面断层片的解析。（1）前鼻棘；（2）鼻中隔；（3）下颌神经管；（4）喙突；（5）上颌窦；（6）颏孔；（7）硬腭；（8）后鼻孔；（9）舌骨；（10）颈椎；（11）髁突；（12）颧骨；（13）下颌下缘。

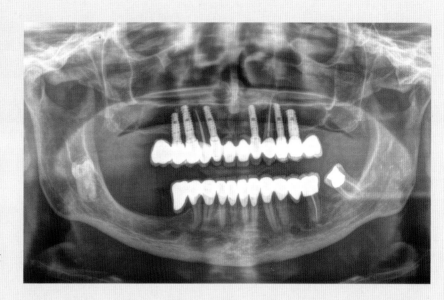

图2.3　曲面断层片清晰地显示出右下第三磨牙位于下颌升支。

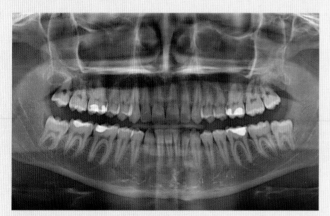

图2.4　正位智齿。

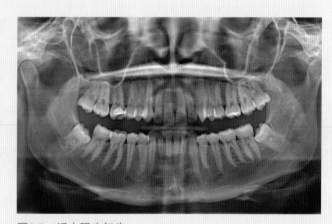

图2.5　近中阻生智齿。

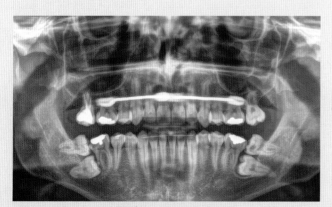

图2.6　双侧水平阻生智齿。

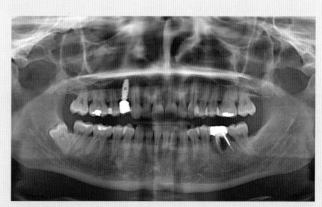

图2.7　远中阻生智齿。

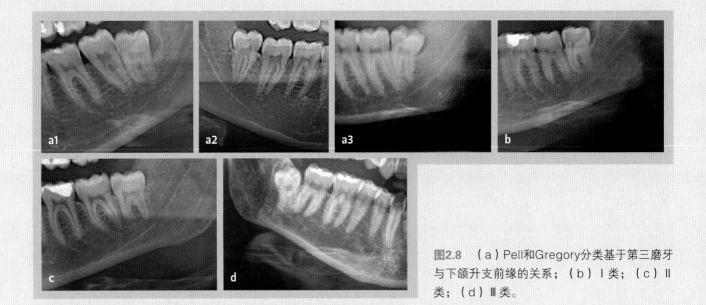

图2.8 （a）Pell和Gregory分类基于第三磨牙与下颌升支前缘的关系；（b）I类；（c）II类；（d）III类。

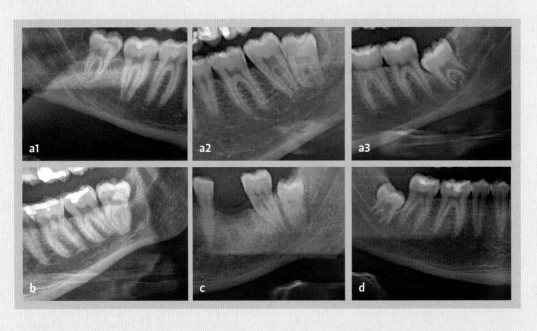

图2.9 基于阻生深度的分类。（a1）A类；（a2）B类；（a3）C类；（b）高位阻生；（c）中位阻生；（d）低位阻生。

对牙根数目、形状和发展趋势的评估

相比于其他阻生牙，下颌第三磨牙的牙根形态千变万化，可以是单根或者两个甚至更多的根，这就增加了拔除的难度。评估牙根的长度和弯曲程度也很重要；当牙根处于发育成型时期，拔除会容易许多，因为这样没有或者只有少量的牙根需要拔除（图2.10和图2.11）。

与下颌神经管的关系

在大多数情况下，下颌神经血管束位于阻生第三磨牙牙根的颊侧（61%）或者舌侧（33%），因此，下颌神经管与牙根的重叠可以通过影像检查来确定。然而，一些影像学检查表明牙根与下颌神经管紧密相连（图2.12~图2.18）。

- **透射带** 在牙根穿过下颌神经管时，会表现为明显的阻射影像，研究表明这与下牙槽神经（IAN）损伤的风险有相关统计学意义（图2.19和图2.20）
- **神经管钩影** 钩影的出现为一个被切断的根的影像（与IAN损伤的风险高度相关）（图2.21）
- **神经管狭窄** 提示神经穿过牙根的风险（图2.22）
- **骨白线** 下颌神经管硬骨板消失的影像表明牙根进入下颌神经管（与IAN损伤的风险高度相关）（图2.23）
- **根尖分叉** 神经管轮廓欠清晰（图2.24）

因此，当没有明显的影像学指征，IAN的损伤通常罕见，常规不需要进行二级扫描［计算机断层扫描（CT）］。然而，一项前瞻性研究表明，通过曲面断层片，一名专业的颌面外科医生能够预判90.5%的病例发生损伤和72%的病例不发生损伤的情况。通过曲面断层片判断是很好的，但并不是完全可靠的。

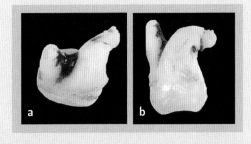

图2.10 （a）第三磨牙的解剖；（b）上颌第三磨牙牙根形态。

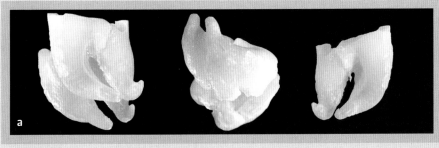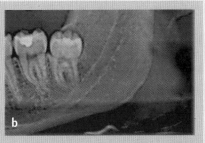

图2.11 （a，b）下颌第三磨牙牙根形态。

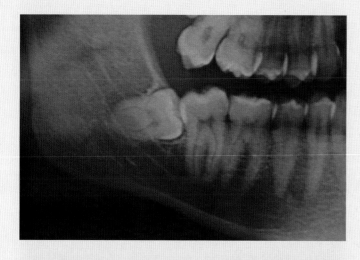

图2.12   与下颌神经管影像重叠的48。

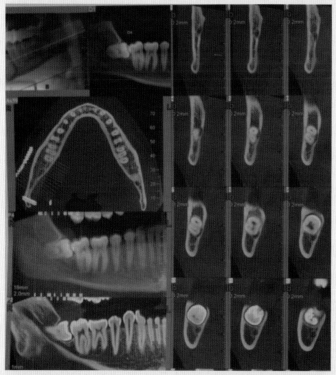

图2.13   深度锥形束计算机断层扫描（CBCT）。

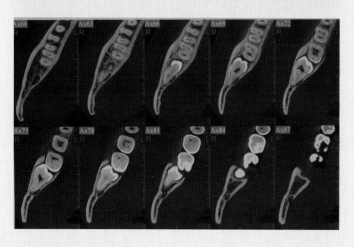

图2.14   CBCT示牙根与下颌神经管的关系。

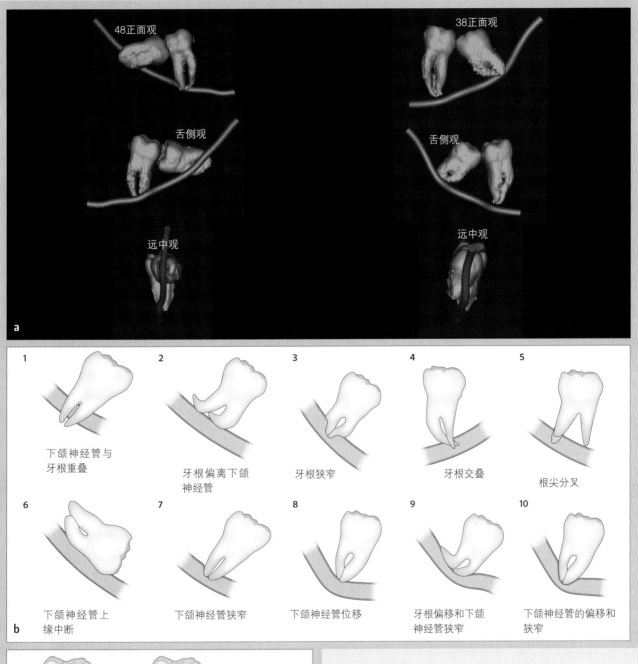

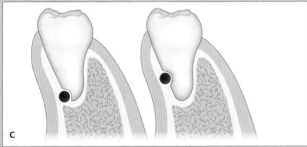

图2.15 下颌神经管与智齿的位置关系。（a）三维重建下颌神经管走行；（b）不同形态第三磨牙与下颌神经管之间的关系；（c）下颌神经管与下颌第三磨牙牙根的重叠。

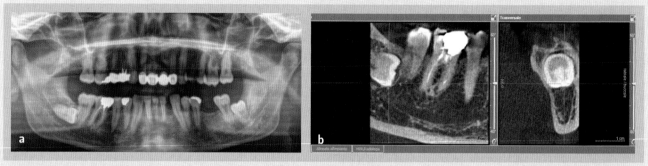

图2.16　（a，b）水平阻生的48。

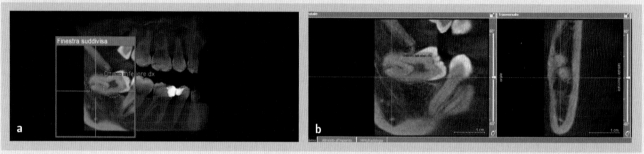

图2.17　（a，b）CBCT显示牙根与下颌神经管的邻近关系。

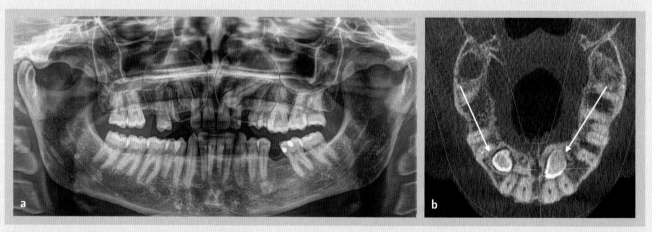

图2.18　（a，b）CT显示上颌阻生尖牙位于腭侧。

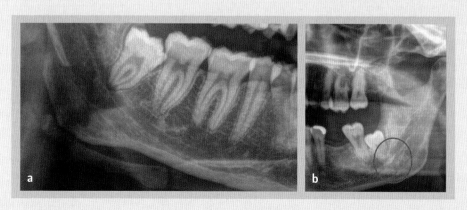

图2.19　（a，b）毗邻关系表现。

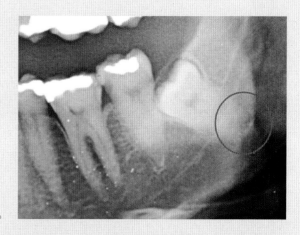

图2.20　与下颌神经管相关的根尖透射影。

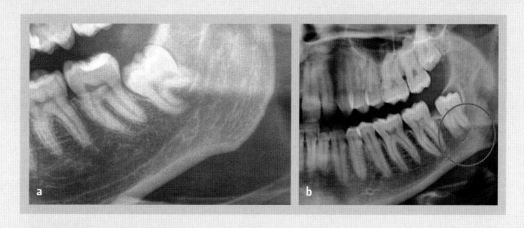

图2.21　（a，b）下颌神经管边缘中断影像。

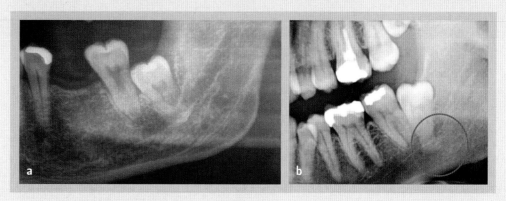

图2.22　（a，b）下颌神经管的偏移。

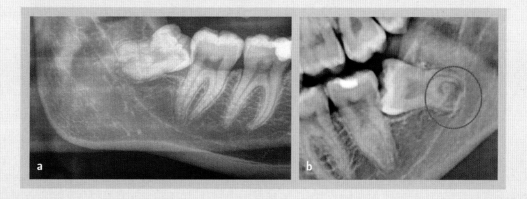

图2.23　（a，b）下颌神经管的偏移和狭窄。

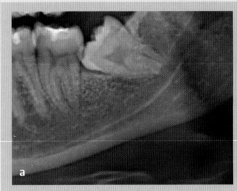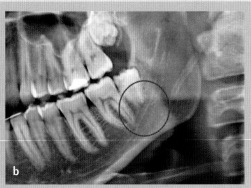

图2.24 (a,b) 根尖分叉。

计算机断层扫描

锥形束CT扫描通常是指锥形束计算机断层扫描（CBCT），它是利用放射线获取图像的最新技术。它是基于一个假设，即形成一个真正的X射线锥体，以三维方式穿透身体，而不是像传统CT射线只有一层，只能逐层对患者进行扫描形成三维图像。与传统CT相比，由于这种根本差异，CBCT显著减少了用于分析身体部位的放射线剂量。事实上，使用传统技术获得图像的三维性是数百个断层结合的结果，当组合时，通过软件处理结合，虚拟地生成三维影像。使用CBCT，当物体被锥形束射线穿过，就可以立即获得三维影像，所以原始图像也是三维的。因为成像软件不需要再以虚拟方式生成三维图像，而是从源头获取图像，除了可以减少产生和吸收的射线量（10～60倍）外，还可以获得更清晰和更真实的图像。

根据锥形束直径［视野（FOV）］可以对成像质量进行评估：直径越宽，图像的颗粒感就越大；反之亦然，直径越窄，图像越清晰。所以，CBCT并不适合大的身体部位的检查，但在牙科领域应用的优势明显，其涉及范围较小，因此图像近乎完美（3～15mm）。

与传统CT扫描相比，CBCT的另一个优点是扫描设备是完全开放的，患者可以根据使用设备的型号舒适地站立或坐着，而且其曝光时间非常短（大约25秒）。

虽然曲面断层片可以对上颌骨结构进行良好的形态学评估，也可以评估牙槽骨与下牙槽神经管或鼻腔之间的高度，以及评估颏孔的位置。但是，它会产生几何变形，这取决于所使用设备的类型，并且不能提供关于骨结构和密度的信息，因此，它并非术前评估的最佳选择。

相比之下，CT不产生解剖结构的几何变形，并提供实际比例的图像（1:1）；此外，使用轴向断面和冠状以及垂直重建，它可以定位第三磨牙与相邻的磨牙的关系，评估牙根形态以及与上颌窦和神经管的关系，上颌窦和牙槽突可以在牙根之间或者颊侧或舌侧与牙根紧密接触。

从医学和法律的角度来看，计划使用CBCT无疑意味着行使最大的谨慎性和程序准确性，并避免了可能发生的术后并发症。

以下临床指征提示需要拍摄CBCT：

○ 下颌神经管和牙根的图像完全重叠提示风险存在

○ 下颌神经管穿过牙根根分叉区域

从外科的角度来看，通过三维图像提供的信息，**了解下颌神经管与牙齿的关系，才能正确设计去骨和分牙的方案**。

上颌第三磨牙阻生

在拔除上颌第三磨牙之前，需要行CBCT检查来确定牙齿与上颌窦的位置关系，另外还可以了解牙齿的大小和形状，以更好地设计手术方案。术中最大的风险就是上颌第三磨牙移位进入上颌窦内，上颌窦是上颌骨内气化的空腔，从第一磨牙一直延伸到第二磨牙远端，甚至到第三磨牙牙根。通常情况下，在上颌窦底部与上颌牙牙根之间存在一层骨，将两个结构清晰地分隔开来；然而，这一层通常会变薄，特别是沿着边界，直至它变成一层薄薄的

骨板，在拔牙过程中被施加给第三颗磨牙的推力破坏。这种情况下，牙齿可能会被意外地推入上颌窦内。

一旦发生此类的情况，须将牙齿从上颌窦内取出，如果在门诊无法进行，则考虑住院治疗（图2.25～图2.27）。

下颌第三磨牙阻生

在下颌第三磨牙拔除术前，使用CBCT可以准确定位下颌第三磨牙和下牙槽神经血管束之间的关系，利于制订手术方案。神经损伤或者被切断并发症的发生是与牙齿和神经之间的紧密相连或者接触有关。

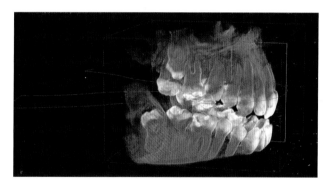

图2.26　17的三维重建。

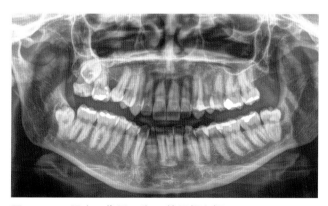

图2.25　17阻生，位于16和18的牙根之间。

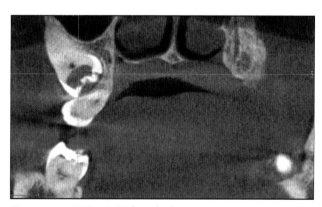

图2.27　CT显示17牙冠与18相连。

阻生尖牙

尖牙阻生病变，发病率约为10%。绝大多数发生于上颌，极少发生于下颌，与阻生第三磨牙不同，阻生尖牙的治疗方法更于保守，除非无法干预，颌面外科医生应尝试与正畸医生共同研究制订治疗方案。

阻生尖牙几乎都是趋向于水平位而非垂直位，这个特点有利于其拔除。治疗方案根据其水平倾斜程度决定。无论是偏腭侧还是偏唇侧，如果阻生尖牙有希望被牵引至牙弓正常位置，可以手术先暴露牙冠，再将正畸装置黏附于牙冠上，通过弹性皮筋与正畸弓丝相连进行牵引。

如果阻生尖牙完全水平向埋伏而不能被牵引出来，最好的对策是留在原处，考虑进行修复治疗。需要根据影像学检查确定最合理治疗计划，CT或者CBCT均可提供必要的信息。常见的并发症常发生于根尖部位，极少数情况呈倒钩状，倒钩将牙齿牢牢固定在骨内，以至于无法进行正畸牵引。如果阻生尖牙与邻牙牙根距离过近，正畸牵引则会导致牙根吸收，在这种情况下，拔除是首要的选择。

多生牙

多生牙是其他牙齿的牙囊滤泡发育形成的牙齿组织，通常多生牙处于发育不全的状态，但极少数情况下，它可以继续发育完全，形成与原牙的副体或"双体胎"。治疗方案与牙齿的发育状态、位置、与邻牙牙根的关系以及萌出程度等有直接关系。经CBCT检查后，如果多生牙位置稳定且不影响邻牙，则可原位保留，否则需要外科拔除。外科医生根据经验制订正确的治疗方案至关重要。

放射剂量

口腔内放射检查是牙科最常用的基本检查，可以在任何牙科手术之前进行，仅有非常低的辐射量：在大自然中每天辐射为8微西弗（μSv），进行4次口腔咬合翼片检查的辐射剂量仅为$5\mu Sv$。对于手术，全口曲面断层片辐射剂量也很低，为$3\sim24\mu Sv$。由于数字技术出现，以及儿童治疗更关注于其敏感区域的曝光剂量可进一步低至$1\mu Sv$。

常规CT检查的辐射剂量较高，为$280\sim1400\mu Sv$，而新的CBCT扫描仅有$60\sim1000\mu Sv$的剂量。如果将这两种检查用作常规筛查，将会导致患者接受过多且无用的辐射。

一次CT扫描的辐射剂量，大约是每人每年接受的自然辐射剂量的一半，过度使用牙科X线会影响患者的健康，比如增加甲状腺肿瘤或脑肿瘤的患病风险等，因此，美国牙科协会（ADA）建议合理地使用X线检查。

ADA的指南建议，对于口腔健康无相关风险的人群，儿童每年进行不超过一次小型X线检查，青少年每1.5～3年进行一次，成人每2～3年进行一次。对于那些有牙齿疾病的人群，可以增加放射检查的频率，但牙科医生必须仅在必要时才能使用X线检查进行诊断。

推荐阅读

Aᴍʙᴜ E, Gʜɪʀᴇᴛᴛɪ R, Lᴀᴢɪᴏsɪ R. *3D radiology in dentistry.* Edra, Milano; 2013.

Cᴀᴠᴇᴢɪᴀɴ R, Pᴀsǫᴜᴇᴛ G. *Imagerie et diagnostic en odonto-stomatologie.* Masson, Paris; 1990.

Wᴇʙᴇʀ EC, Vɪʟᴇɴsᴋʏ JA, Cᴀʀᴍɪᴄʜᴀᴇʟ SW., Lᴇᴇ KS. *Netter's Concise Radiologic Anatomy,* 1st Edition, Philadelphia, PA: Elsevier; 2008.

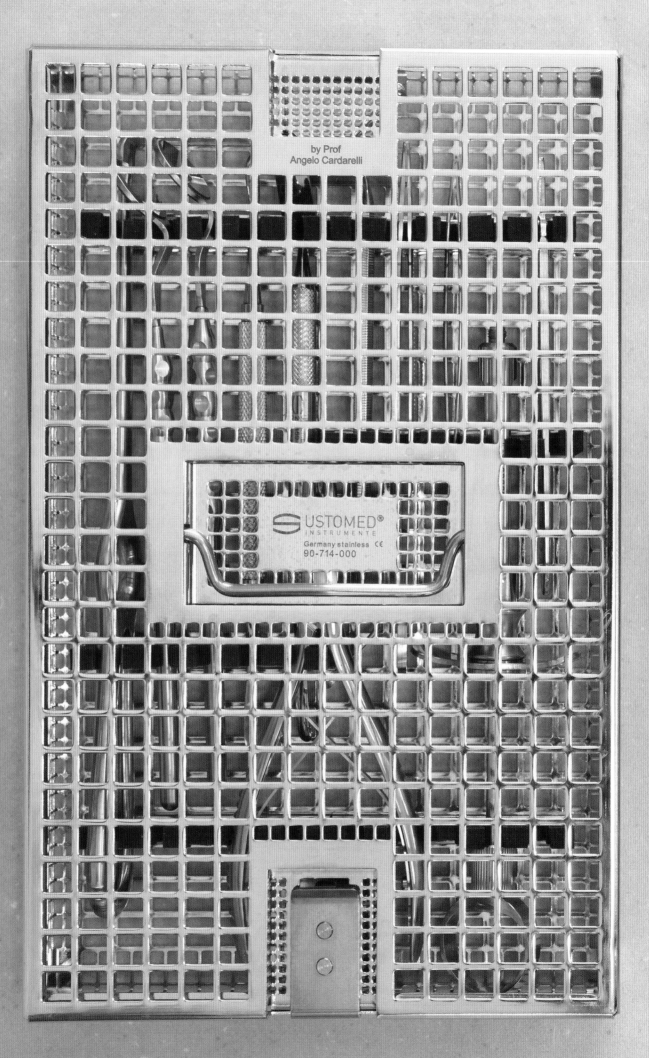

by Prof
Angelo Cardarelli

USTOMED®
INSTRUMENTE
Germany stainless CE
90-714-000

手术器械和术区准备
Surgical tools and preparation of the operative area

概述

每一种口腔外科手术，尤其是阻生牙拔除术，都涉及软组织切口、翻瓣，进而到达下方的骨组织。

手术准备的目标之一是防止可能对手术伤口造成的细菌污染，这可能会影响手术本身的成功。

主要包括术区隔离和消毒，从而显著迅速地减少术区的菌群数量，从而抑制残余微生物的繁殖。

外科手术预防术区感染的3个阶段：

○ 术前：患者和手术室的充分准备

○ 术中：外科医生采用固定的术式和操作流程来降低感染风险

○ 术后：采取相应措施最大限度减少术后感染

手术室准备

手术室的准备包括表面的清洁和消毒，无菌器械的摆放，装有手术器械的托盘上用无菌巾覆盖，医护人员的适宜准备。此外，还包括使用专门的无菌护套保护手术器械管线。

清洁准备

第三磨牙拔除术涉及对所有表面和手术椅的清洁与消毒。

无菌准备

第三磨牙拔除术应该由至少4名医护人员进行：第一和第二术者，器械护士和术区外的巡回护士。巡回护士将无菌区的无菌器械、耗材传递给手术团队，将其放置在专门准备的Mayo桌（图3.1），由器械护士盖上无菌单。

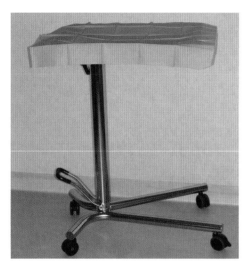

图3.1　Mayo桌。

只有穿着干净的手术服、鞋套，戴无菌口罩和帽子才允许进入手术室（图3.2）。

患者准备

根据常规的牙科手术流程，**操作中难免都会接**

触患者血液或者体液，术者必须考虑到所有患者都有潜在的感染风险，因此不管他们的感染源或者病源如何，都应采用标准防护措施。

当患者换上清洁非无菌的衣服、帽子和鞋套后，告知患者放松，并用0.2%的氯己定漱口1分钟，尽可能减少细菌的数量。

在麻醉的辅助下，确定静脉，开放静脉通道进行滴定，连接电极监护来监测生命参数（血压、血氧饱和度和心电图）。

皮肤准备是最重要的方面之一：

○ 我们强烈建议进行术前口周皮肤消毒，虽然有一些比较研究评估了消毒剂的效果，但没有证据证明皮肤消毒与非消毒的效果

○ 然而，许多组织（英国皇家外科学院，疾病控制和预防中心以及围手术期注册护士协会）推荐术前使用消毒剂去除暂居菌和减少共生菌

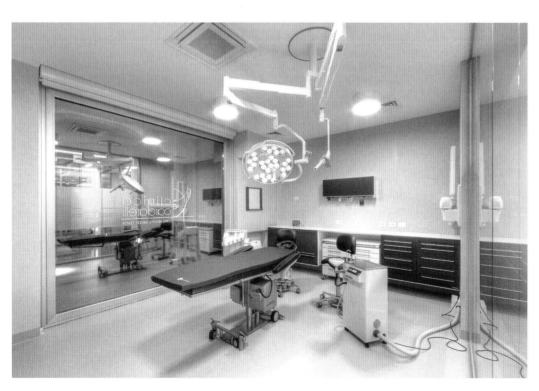

图3.2　手术室。

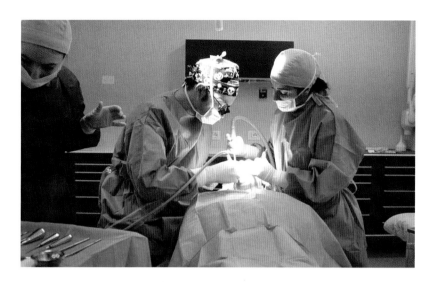

图3.3　术者和患者体位。

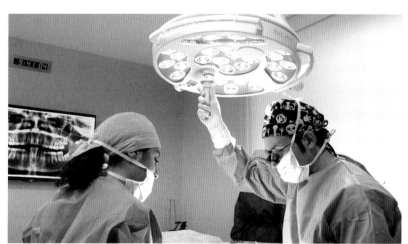

图3.4　准确的术区照明。

○ 皮肤消毒剂应根据患者情况慎重选择，但一般推荐氯己定或聚维酮碘

在进行口周皮肤消毒后，手术护士和第二助手铺好无纺布无菌洞巾，暴露已经消毒的口周区域以及在术区有充足的照明（图3.3和图3.4）。

术者准备

洗手

术者、护士（助理）和患者的手是微生物与感染的主要传播途径。

洗手的3个级别（图3.5）：

○ 一般性洗手
○ 消毒洗手
○ 术前洗手

一般性洗手

一般性洗手是用洗手液和用37℃温水流动冲洗1分钟。它能去除污垢，并清除表面上大多数暂时或最近沉降在表面的微生物（高达90%的暂居菌），不能清除常驻微生物。

消毒洗手

消毒洗手可以去除污垢，并确保大量减少细菌，无论是暂驻微生物还是常驻微生物。

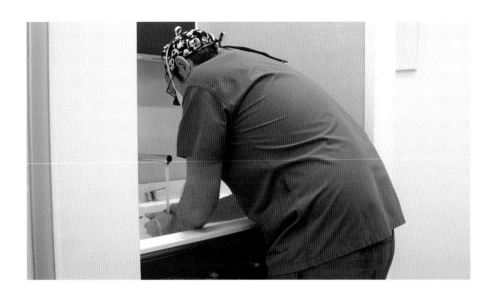

图3.5 洗手。

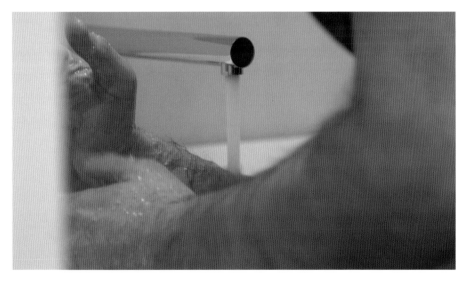

图3.6 外科洗手。

消毒洗手可用于在一般洗手后意外接触血液或者其他物质。

使用以下产品：葡萄糖酸氯己定、聚维酮碘（倍他定）或三氯生以防对其他产品过敏。整个过程大约持续**2分钟**。

最好使用**脚踏式**或**臂式洗手盆**以及**特殊分液器**。

术前洗手

术前洗手确保几乎完全清除细菌；与其他级别相比需要更长的时间，而且需要更细致的方法，因为这种级别的洗手是在手术前即刻进行。

该技术分为以下几个阶段：

- 用肘部操作分液器，用消毒皂液（5mL氯己定）或者聚维酮碘将手湿到肘部
- 清洗手、手腕和前臂直至肘部
- 冲洗手和前臂至少**2分钟**
- 使用一次性刷子、消毒皂液清洗指甲，**每只手约30秒**

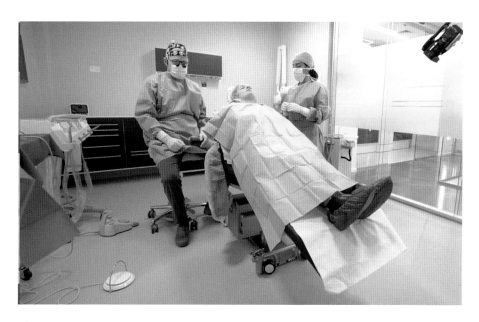

图3.7　术者和助手进行无菌防护后不得接触外表面。

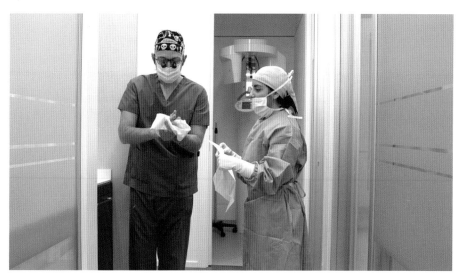

图3.8　术者做术前准备。

○ 使用流动水彻底清洗双手和前臂

○ 保持肘部低于手部，防止肘部水流向手部

○ 再次取消毒皂液洗手**1分钟**

○ 再次清洗前臂

○ 流动水冲洗手和前臂

○ 保持肘部低于手部，防止肘部水流向手部

○ 用无菌布擦干手和前臂

在外科洗手后（图3.6），术者在助手帮助下穿手术衣，确保不能触碰手术衣的外表面（图3.7）。手术衣系上后，助手打开无菌手套，术者戴上手套（图3.8）。

外科设备

阻生牙的手术，除了标准器械以外，还需要应用与专门器械相适应的技术和使用符合人体工程学的专用仪器（图3.9）。

基本设备

关于麻醉，建议使用带双环手柄和回吸系统的不锈钢注射器，针头（30G）直径为0.3mm、长度为21～25mm的（图3.10）。

刀片：应使用带15或15C刀片的标准柄手术刀以便制备更为倾斜的切口（图3.11）。

持针器：可以使用直型，窄尖端适用4/0-5/0缝线或宽尖端适用2/0-/30缝线（图3.12）。

骨膜剥离器：Molt双端骨膜剥离器对牙齿周围软组织进行无创伤性分离，Prichard剥离器用来作为牵开器（图3.13和图3.14）。

为了减少缝合阶段对软组织和皮瓣夹持而造成的损伤，应使用手术用和解剖用Adson镊子（图3.15和图3.16）。

分离软组织，不锈钢剥离器是不可或缺的：

○ 通用Langenbeck拉钩（图3.17）
○ 用于第三磨牙的Langenbeck拉钩（图3.18）
○ 低位下颌第三磨牙拔除用的舌拉钩（图3.19）
○ Klemmer钳（图3.20）
○ 适合第三磨牙拔除时用于吸血和唾液的吸引器（图3.21和图3.22）

缝合时使用的直剪刀或者弯剪刀：更符合人体工程学原理，尤其适用于开口受限患者（图3.23）。

最后，用Lucas刮匙探查拔牙窝（图3.24）。

拔牙手术专用设备

以下设备用于拔牙手术。

○ Syndesmotome或牙周膜刀：用于切断冠方牙周韧带，使拔牙钳放置得更靠根方
○ 直挺和弯挺（Barry挺）：用于牙齿脱位，牙挺被垂直于牙长轴插入近中邻间隙中（图3.25～图3.30）
○ 下颌拔牙钳：手柄和工作端之间成90°角（图3.31）
○ 刺枪形状的上颌拔牙钳：后牙用尖圆型和前牙用尖直型（图3.32和图3.33）

与专业生产手术工具的德国Ustomed公司合作，设计定制了的包含所有拔除阻生第三磨牙手术所需器械的工具盒套装（图3.34和图3.35）。

去骨设备

在前庭侧皮质去骨，通常将玫花钻Lindemann多刃钻安装在直机手柄上进行，并用大量冷却水冲洗（图3.36～图3.40）。

或者，用安装到超声骨刀上的工作头进行去骨。

分牙设备

分根或分冠可以使拔牙更简单化，是阻生牙拔除术不可缺少的部分。

使用安装在涡轮机上的金刚砂裂钻进行分牙（图3.41～图3.44）。

同样，可以使用超声骨刀进行分根。

去骨后的骨边缘，可以使用咬骨钳（图3.45）或安装了球钻的直机进行修整。

超声骨刀

超声骨刀由脚踏控制的底座、手柄以及多种根据手术需要而设计的不同形状的专用工作头组成

（图3.46和图3.47）。

标准配置

专用设备配备有触摸屏、蠕动泵、手柄支架和冲洗盐水袋支架。

交互式键盘可以选择功能模式、程序和冷却液的流量。

LED手柄

机头产生的切割作用是基于机柄内的压电陶瓷片产生的超声波。当受到电场作用时，陶瓷的体积发生变化并产生超声波，超声波传导到通过扭矩扳手安装在手柄末端的工作头（图3.48～图3.50）。

工作头

超声骨刀使用的多种工作头，在大量生理盐水的冲洗下工作；它们的形状和规格参数取决于其特定的用途：

- 锐利切割头：拔牙手术
- 金刚砂磨头：骨成形术/骨切除术
- 圆形抛光头：牙周手术

超声骨刀工作头由医用外科不锈钢制成。根据不同的使用功能，其表面覆盖特别选择的金刚砂。通过临床和实验室试验为不同功能的刀头选择不同尺寸的金刚砂颗粒。

特殊的钛基渗氮工艺可提高工作头表面的硬度，从而提高切割效率和使用寿命。工作头应始终保持运动状态。如果工作头在使用过程中卡住无法移动，会导致骨头过热。因此，建议始终使用连续运动，以尽量减少损伤。

- 不能通过弯曲或抛光等方式改变工作头的形状。这可能会导致它的折裂
- 不能使用已经变形的工作头
- 始终确保工作头和手柄连接的螺纹部分的高度清洁
- 对工作头施加过大的压力会导致其受损，也会对患者造成伤害
- 使用超声骨刀之前，确保提前去除术区软组织，以避免造成损伤。在进行骨切割时，工作头的某些部分与软组织意外接触，可能会造成小的创伤
- 每种操作使用专门的工作头，以最大限度地提高效率和将风险最小化
- 在工作头上施加一个轻柔且恒定的力量来最大限度地提高效率。不要施加过大的压力，而是让超声波工作
- 当工作头仍与正在处理的部位接触时不要启动手柄，以便电子通路能够识别工作头上的最佳共振频率，并实现最佳性能

图3.9 标准拔牙手术器械及药品。

1. Langenbeck拉钩
2. 上颌第三磨牙拔牙钳
3. Klemmer钳
4. 剪刀
5. 卡局式注射器
6. 外科口镜
7. 直挺
8. 剥离子和Lucas刮匙
9. 刀柄和Adson镊子
10. 咬骨钳
11. 弯挺
12. 无菌纱布
13. Mayo-Hegar持针器
14. 超声骨刀工作头安装扳手
15. 分牙车针
16. 舌拉钩
17. 麻醉药

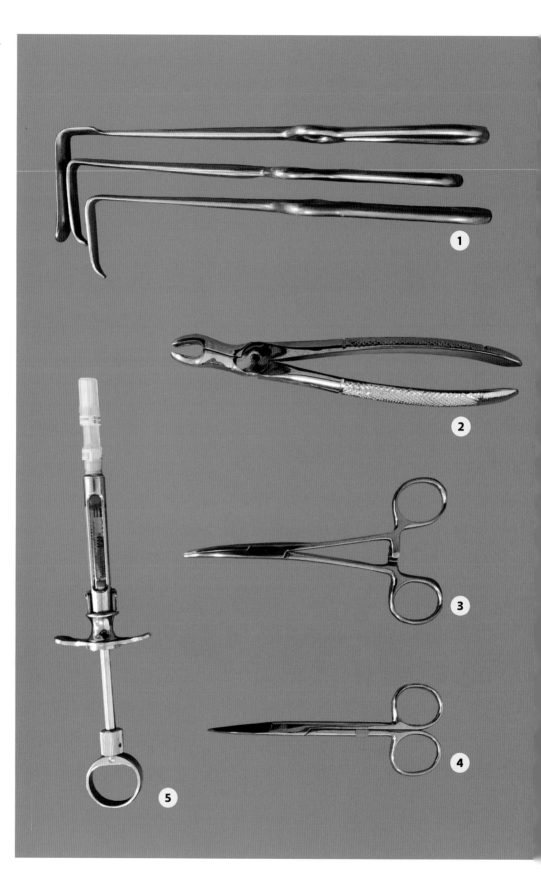

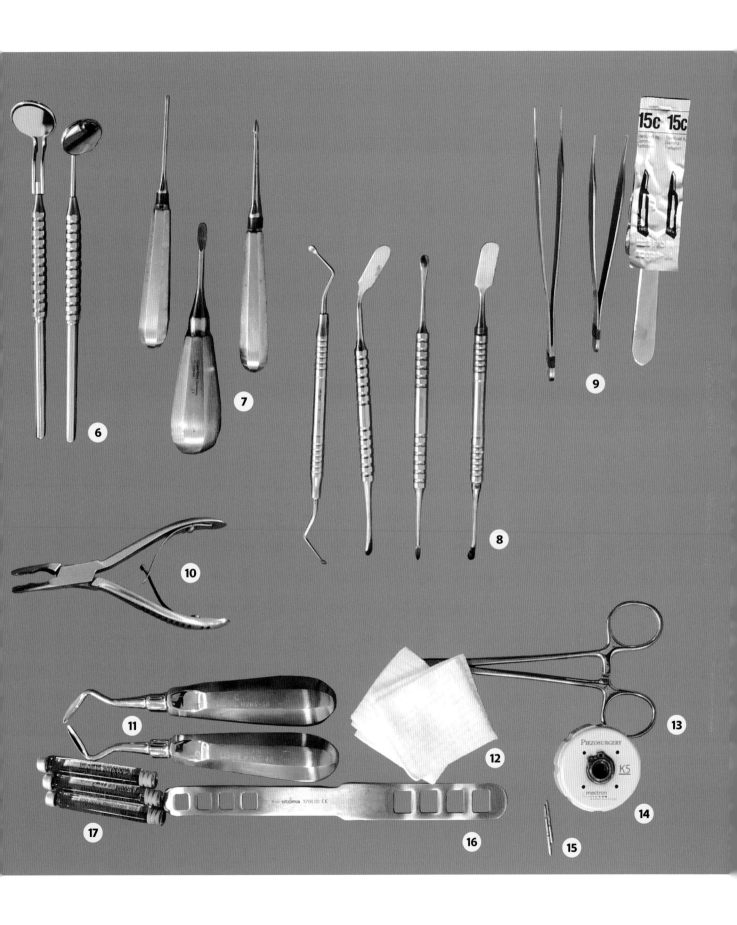

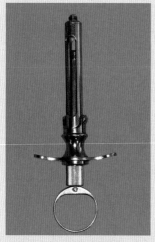

图3.10　卡局式注射器。

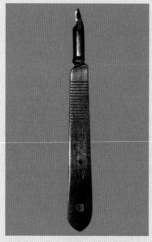

图3.11　带15C刀片的刀柄。

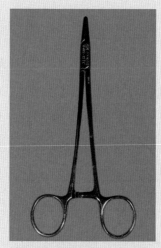

图3.12　持针器。

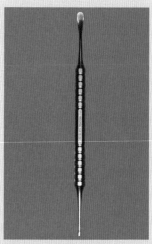

图3.13　Molt剥离器。

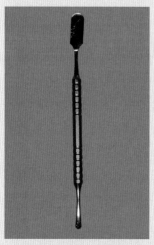

图3.14　Prichard剥离器。

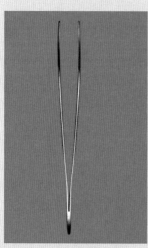

图3.15　Adson解剖镊子。

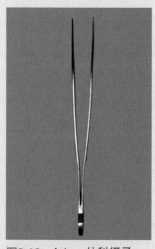

图3.16　Adson外科镊子。

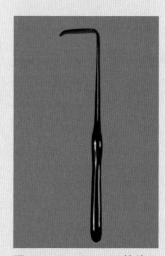

图3.17　Langenbeck拉钩。

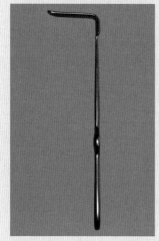

图3.18　Langenbeck上颌拉钩。

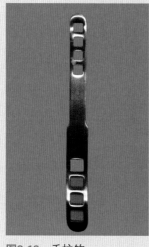

图3.19　舌拉钩。

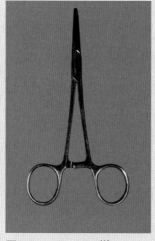

图3.20　Klemmer钳。

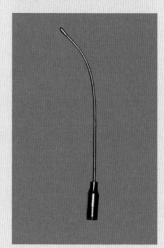

图3.21　外科吸引器。

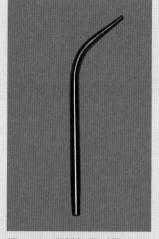

图3.22　不锈钢吸引器。

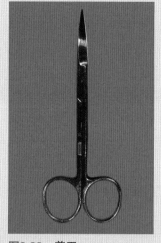

图3.23　剪刀。

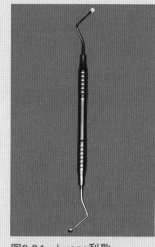

图3.24　Lucas刮匙。

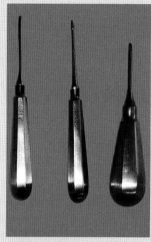

图3.25　直挺。

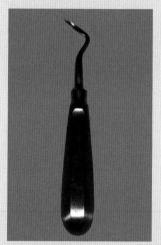

图3.26　弯挺。

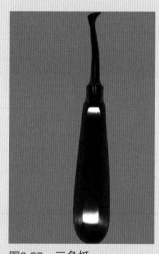

图3.27　三角挺。

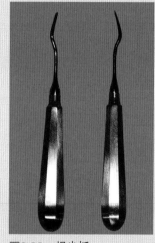

图3.28　根尖挺。

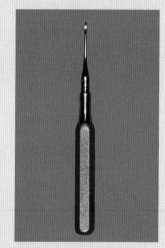

图3.29　根尖直挺。

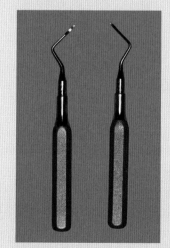

图3.30　根尖弯挺。

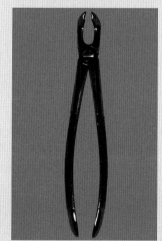

图3.31　下颌第三磨牙拔牙钳。

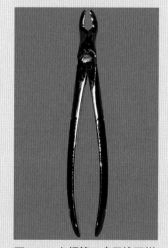

图3.32　上颌第三磨牙拔牙钳。

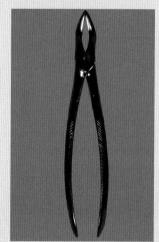

图3.33　上颌根钳。

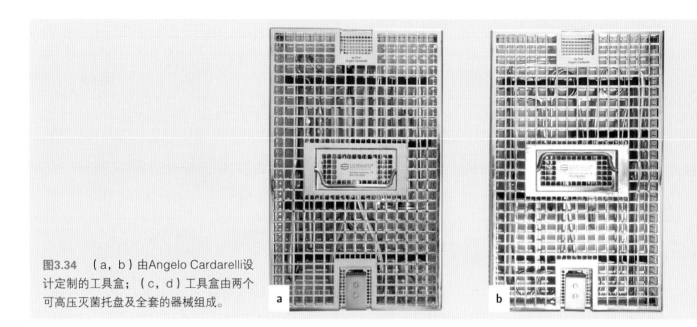

图3.34 （a, b）由Angelo Cardarelli设计定制的工具盒；（c, d）工具盒由两个可高压灭菌托盘及全套的器械组成。

图3.35 标准外科拔牙工具。
1. 手术刀柄
2. 咬骨钳
3. 舌拉钩
4. 线剪
5. 持针器
6. 长齿镊
7. 短齿镊
8. Prichard剥离器
9. Molt剥离器
10. 卡局式注射器
11. 口镜（n.2）
12. 血管钳
13. 刮匙
14. Obwegeser拉钩
15. Langenbeck拉钩（n.2）
16. 弯挺（左/右）（n.2）
17. 牙周膜刀
18. 小号直挺
19. 大号直挺
20. 用于去除根尖组织的弯剪

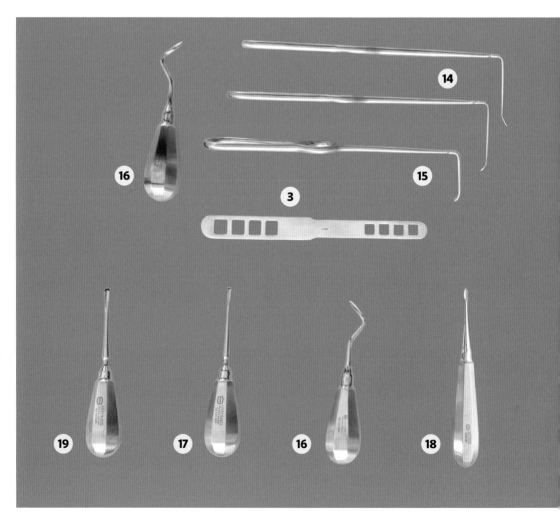

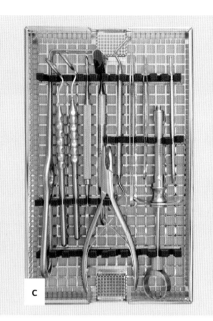
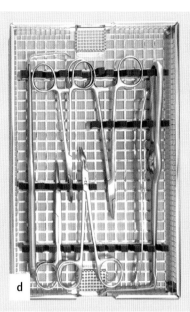

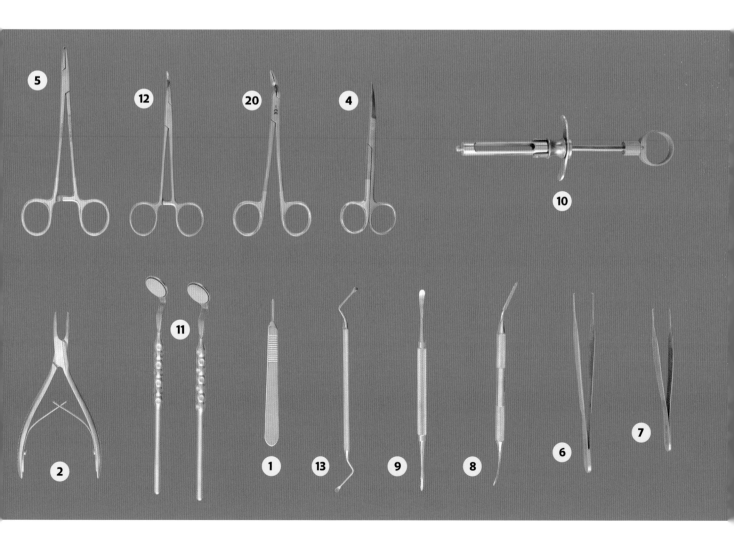

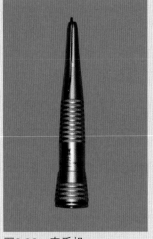

图3.36   直手机。

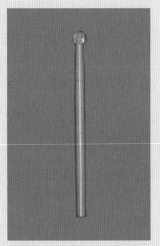

图3.37   直机用陶瓷去骨球钻。

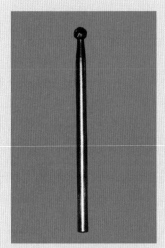

图3.38   直机用多刃去骨球钻。

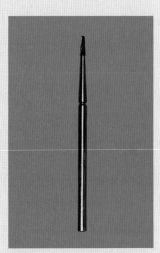

图3.39   直机用裂钻。

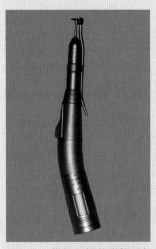

图3.40   带切割锯的微锯手机。

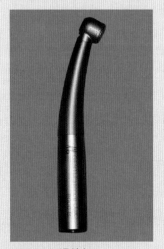

图3.41   涡轮机。

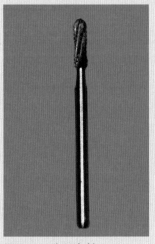

图3.42   分牙车针。

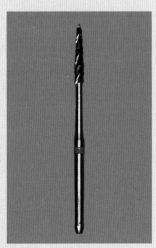

图3.43   分根车针。

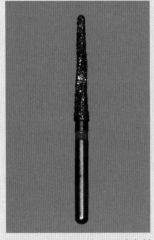

图3.44   分牙用的金刚砂车针。

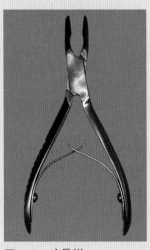

图3.45   咬骨钳。

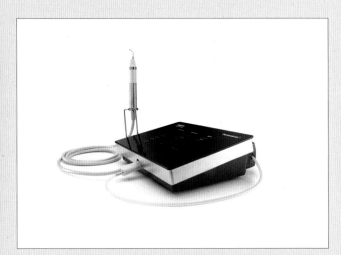

图3.46   超声骨刀（Piezosurgery, Metron）MECTRON。

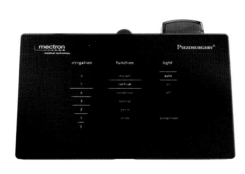
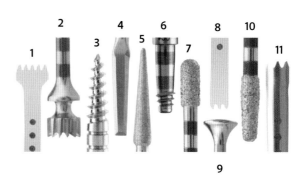

1　OT7工作头：高效去骨：上颌骨和下颌骨的所有去骨手术（牙槽嵴扩张，皮质骨切开术和块状骨移植术）。

2　IM3P工作头：种植窝洞预备：种植位点的成型；双重冲洗提高了冷却效果（用于上颌骨）。

3　骨扩张头。

4　EX1工作头：薄型去骨：精细的根周去骨，根骨粘连。

5　IM1S工作头：初始去骨（定位）。

6　CS1工作头：牙槽嵴顶上颌窦提升。

7　OT4工作头：微量去骨（约1mm）：纠正定位去骨轴向；确定邻近下牙槽神经的植入位点；上颌窦内提升。

8　OT7S–3工作头：专用0.35（三齿）微锯用于更精准高效的骨切割：显微牙科中小而薄的去骨和皮质切开；拔牙时根尖折断。

9　sLs灰色工作头：上颌窦黏膜分离。

10　MDI工作头：1.9mm直径的微型种植体的窝洞预备。

11　取种植体工作头。

图3.47　超声骨刀工作头。

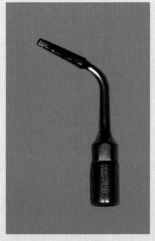
图3.48　拔牙工作头。

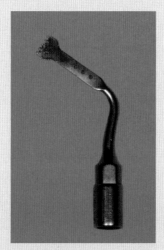
图3.49　截骨工作头。

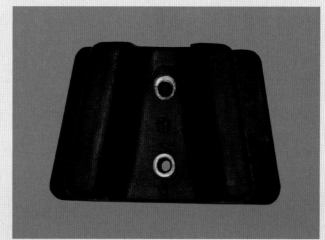
图3.50　保持开口的牙垫。

手术室的人体工程学

手术开始的初期对患者和外科医生来说是最重要的，因为这决定紧张程度和相关的体验。舒适的手术室为患者提供积极的体验，并为外科医生保证了前所未有的操作工效学。

患者应在没有压力或紧张的情况下被请进入手术室，有必要创造一种无创伤的视觉效应，以帮助患者克服与牙科手术相关的恐惧。洁净的手术室，没有"威胁"的设备，以及高度有序、和谐、卫生和质量感知至关重要。

众所周知，牙科医生面临着与其职业相关的肌肉骨骼系统健康风险。大约86%的牙科医生经常遭受颈部和背部疼痛。许多关于体位的研究都在探寻使其最优化，以减少发生肌肉骨骼系统问题的方法。

研究表明，正确的姿势是能够保证充分工作和减少不适的根本出发点。

在牙科手术中，需要有一定程度的前倾或扭转的姿势，术者经常被迫保持手臂抬起的姿态。

长时间在这些姿势下工作会导致肌肉疲劳，并对肌腱和韧带造成压力。

某种体位连续工作或超过4秒后，静态负荷开始限制血液流动以及营养物质和废物的代谢。

静态负荷也会增加肌肉骨骼疾病的风险。尽可能保持自然的姿势来减少肌肉疲劳是很重要的。UNI ISO 11226:2019标准中准确描述了牙科医生的坐姿。

牙科医生的坐姿（UNI ISO 11226：2019标准）

○ 自然S形曲线；避免C形曲线

○ 膝盖弯曲成110°~120°角

○ 脚掌在膝盖后方放松地落到地上

○ 脚稍微向前与腿部形成一条直线

○ 双腿稍微分开

○ 颈部最大弯曲角度25°

○ 身体沿着S形脊柱曲线最大弯曲角度10°

○ 上臂靠近身体；手臂抬高的最大角度20°

○ 前臂高于水平线10°~15°，25°

○ 肘部居中：避免仰卧或俯卧

除了这些指南外，这些姿势的频率和持续时间也决定了日常工作中所承受的身体负荷。理想条件是大致遵循80/20原则：如果工作80%的时间保持身体的自然姿势，可以对剩余的20%稍微调整。如果无法保持自然姿势，术者应意识到错误的姿势并减少持续时间，尽快恢复到正确的姿势。

要做到这一点，必须采取必要的措施来养成自然姿势。措施涉及工作场所的几个方面，如设备、临床操作的流程（尤其是如何处理身体和设备本身的问题）、工作环境的布局、可能的计划、工作中协作或者暂停程序。有一系列方式可用于改进工作，关注术者的健康。其中之一意味着使用头枕。如果使用头枕是一种有效的措施，那么在牙科手术中应该决定使用它来保护外科医生的健康。此外，还应评估外科医生如何因为使用头枕、保持自然姿势以及保持对患者口腔的最佳视野来达到有效精确的工作（图3.51和图3.52）。

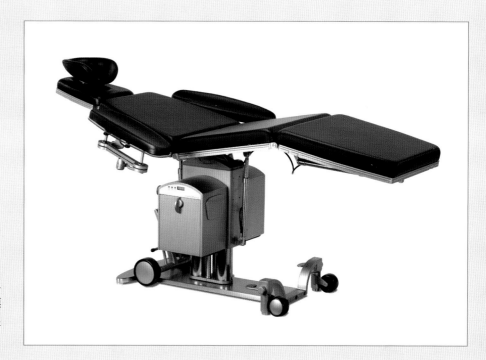

图3.51　适用于头颈外科的人体工程学手术台。提供多种体位调节模式，可以根据手术需要提供最大限度舒适的体位。

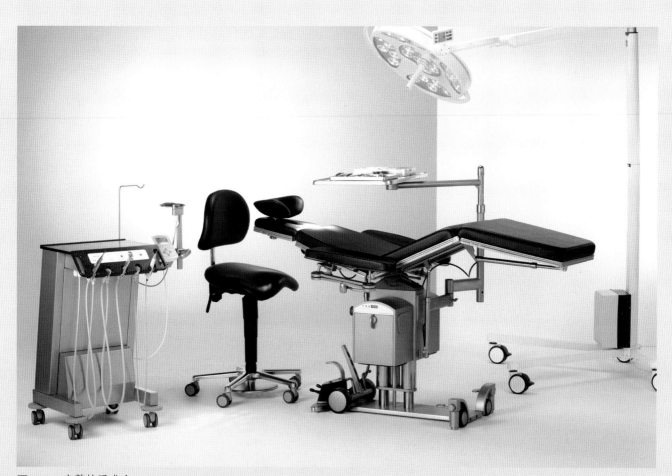

图3.52　完整的手术室。

人体工程学措施：头枕的使用

牙椅在影响身体姿势和身体负荷方面起着关键作用。虽然有很多不同的牙椅可供选择，但不幸的是并不存在理想的牙椅。为了选择一种更好的方法，必须详细了解牙科综合治疗椅的基本要求。

然而，人体工程学牙椅并不自动提示人体工程学工作模式。事实上，另一个基本要求是学会正确使用牙椅，以促进保持自然的身体姿势。

头枕是牙科综合治疗椅非常重要部分的原因有两个：它影响工作区域内（患者口腔）的最佳视野和入路，同时也为头颈部提供舒适的支撑。为了追求最佳视野的舒适工作体位而导致患者抱怨颈部疼痛则是不可取的。

头枕可以根据外科医生是在上颌或者下颌工作进行调整（图3.53和图3.54）。

上颌操作环境

在上颌治疗时，牙科医生用间接视野观察并从患者后方操作，患者的头部应向后倾斜。为获得上颌的最佳视野，𬌗平面应在垂直线后倾20°。在这种姿势下让患者感到舒适非常重要，因此应正确支撑患者的颈部。

颈部应在其上部（枕骨区域，C1～C2）得到刚性支撑，因为在这个位置，它可以向后运动。虽然有些患者对这种上部的刚性支撑感到舒服，但它也是正确定位工作区域的一个障碍。颈部应该从两侧开始支撑起来。头部支撑既不能过于僵硬，也不能过于灵活，且应该舒适、轻便。

KaVo双关节头枕、气动夹和头枕垫代替了通常的衬垫（图3.55～图3.57）。

恰当的沟通

当患者坐在牙椅上时，他们可能不习惯将头部后倾。因此恰当的沟通非常重要，告知患者这种不同的体位对充分暴露术野和直达术区是必要的。并非所有患者都可以做到这样的体位，例如，不建议将关节炎患者或老年患者的颈部向后弯曲。

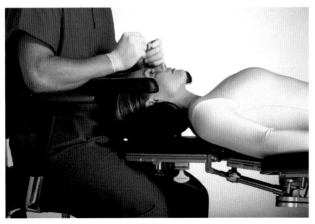

图3.53　使用人体工程学头枕。

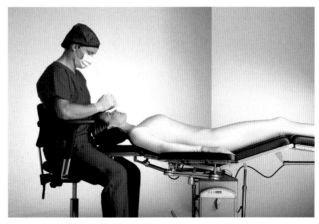

图3.54　理想的工作体位。

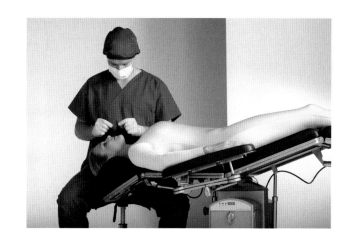

图3.55　上颌手术的体位。

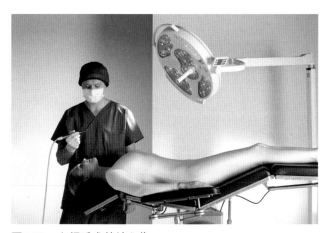

图3.56　上颌手术的站立位。

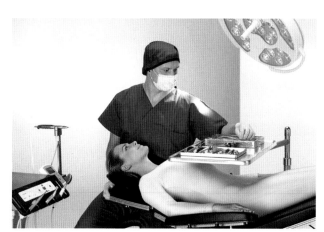

图3.57　手术台的位置。

使用牙科显微镜时上颌的体位

　　术者在上颌使用牙科显微镜时会有一个例外：相对于水平面成90°就可以为上颌提供最佳视野，就像用镜子工作一样。因为显微镜的结构90°角就足够了：显微镜体位于患者口腔上方，并且与术者眼睛之间的距离被两个目镜遮挡。这种情况不适用当术者使用放大镜工作时（图3.58和图3.59）。

常见错误

　　在牙科人体工程学中，最常见的错误发生在选择咬合面与水平垂直位置或成80°角时。这些体位，术者要俯身以获得最佳视野，当术者无法直视的时候就不能做到自然体位。另外，为方便在患者口腔内操作，术者手臂就需要抬到一个更高的位置。

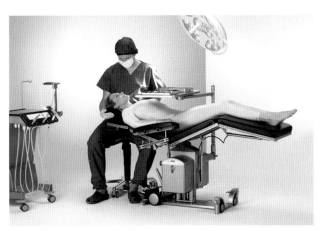

图3.58 选择理想的位置与患者沟通。

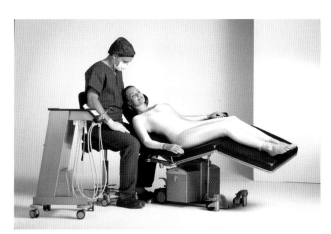

图3.59 在第三象限上工作的体位。

下颌手术操作体位

在下颌操作时，应将身体水平放置并从患者后方操作，患者头部应向前倾斜。下颌骀平面与水平面成45°角，在下颌前牙区操作时，骀平面应降低至40°，而在磨牙区工作时，应升高至50°。骀平面的正确角度是由操作时自然姿势下可获得的最佳平面所决定的，例如，取决于张口度和牙齿的位置，对此需要做出精确的调整（图3.60和图3.61）。

口腔手术操作台

在牙科手术中，我们选择手术台是因为它们的形状和功能，要非常适合颌面外科手术的。专门从事颌面外科的医生知道，手术操作不仅需要时间，而且非常复杂，需要高度集中。

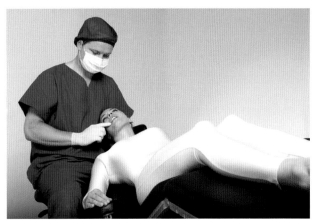

图3.60 下颌操作的体位。

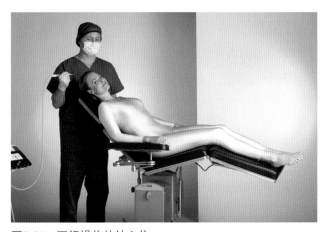

图3.61 下颌操作的站立位。

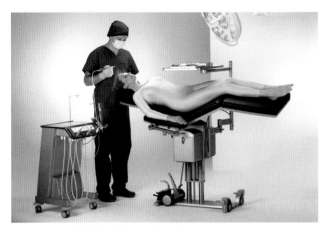

图3.62 可将操作牙椅沿长轴倾斜17°。

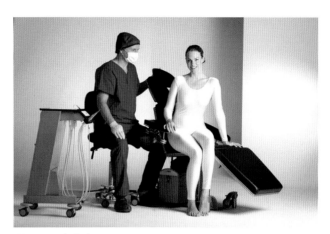

图3.63 患者离开。

为了方便和提高舒适性，我们使用了Primus牙椅，其横向长轴可倾斜17°。

有了这个特性，可以精确倾斜患者头部，使其具有广泛的侧向位置，因此，由于邻近以及合适的操作距离，可以优化手术入路并节省体力。即使是最复杂的手术也可以轻松、精确地进行，而且不会对背部造成任何压力，因为患者体位适合牙科医生的操作和视野，反之亦然（图3.62和图3.63）。

推荐阅读

CHIAPASCO M. *Manuale illustrato di chirurgia orale*. Edra Masson, Milano; 2013.
KIM Y. *Extraction of third molars: easy simple safe efficient minimally invasive & atraumatic*. Koonja Publishing Inc., Seoul; 2018.
KORBENDAU JM, KORBENDAU X. *L'extraction de la Dent de Sagesse*. Quintessence international (1 novembre 2001).

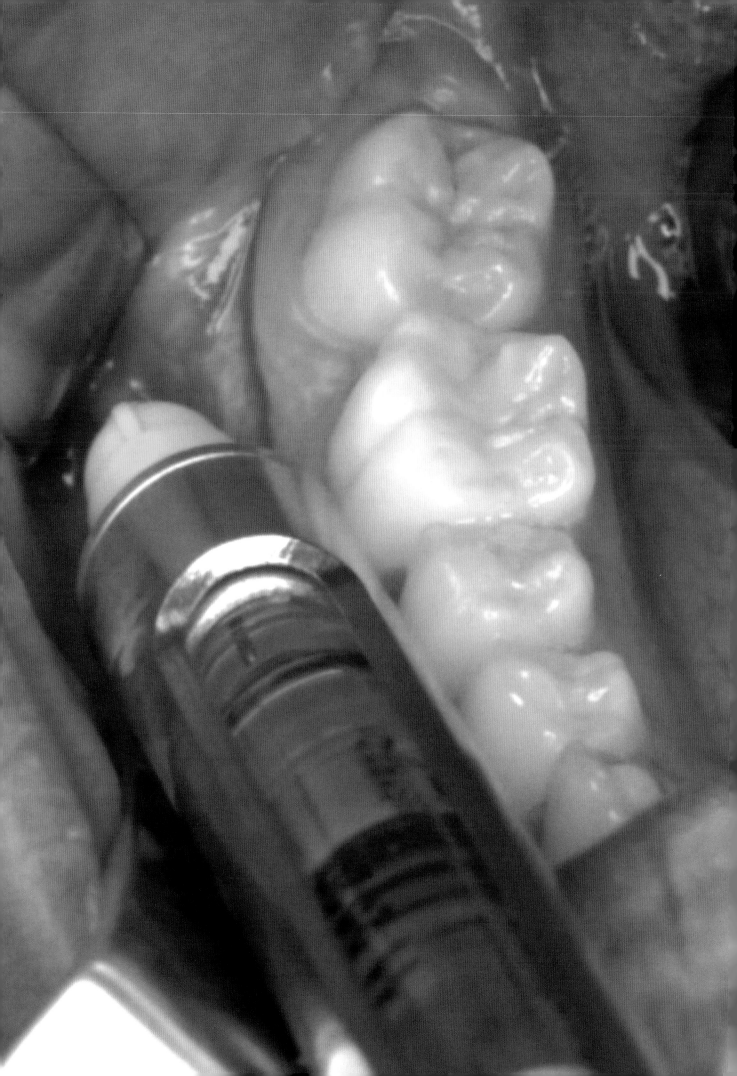

局部麻醉和静脉镇静：技术和失败分析

Local anesthesia and intravenous sedation: technique and analysis of failures

牙科局部麻醉剂

利多卡因（Xylocaine）

利多卡因于1943年合成，是酰胺类家族的第一个麻醉剂。其特点是起效快，麻醉效果好。它通过肝脏代谢，随后通过肾脏消除。该麻醉剂以2%浓度与1：50000和1：100000肾上腺素配制成注射剂。

丙胺卡因（Citanest）

1953年合成的丙胺卡因属于酰胺类药物，由甲苯胺衍生而来。与其他药物相比，它能缩短麻醉时间；需要血管收缩剂。这种麻醉剂以3%的溶液与苯赖加压素组成。

甲哌卡因（Carbocaine）

甲哌卡因的特点是血管舒张性差，与没有血管收缩剂的局麻药相比，它在硬组织和软组织中的

麻醉时间更长。本品也经肝脏代谢，经肾脏消除。有两种浓度可供选择：3%不含肾上腺素和2%含1：100000肾上腺素（图4.1）。

如果在以下区域进行麻醉，则选择甲哌卡因：
- 下牙槽神经阻滞区域
- 颊肌阻滞区域
- 局部，在第二和第三磨牙水平的前庭沟以及下颌骨的外侧
- 局部，少量用于磨牙后区的舌侧

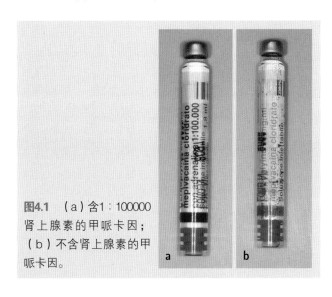

图4.1 （a）含1：100000肾上腺素的甲哌卡因；（b）不含肾上腺素的甲哌卡因。

阿替卡因

阿替卡因是最近（1976年）合成并使用越来越多的麻醉剂。该药物与酰胺家族的其他药物不同，它化学结构中的噻吩环取代了苯环，这种改变意味着阿替卡因在血浆中代谢，导致半衰期较短、体内蓄积较低、局部全身毒性降低；因而可以使用含1∶100000和1∶200000肾上腺素的高浓度（4%）的阿替卡因（图4.2和图4.3）。

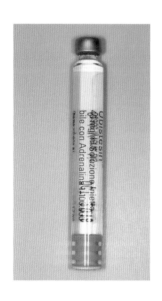

图4.2 瓶装4%阿替卡因，含1∶100000肾上腺素。

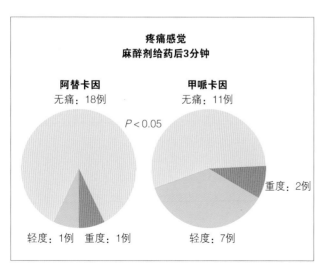

图4.3 各种麻醉药的疼痛感觉比较。

局部麻醉类型的选择

准确的病史采集是选择麻醉剂的第一步。如果使用某种类型的麻醉剂存在过敏可能，必须更换使用其他麻醉剂。

相反，如果是与麻醉剂有关的不明确过敏反应，建议进行免疫测试，以确定过敏原。

对于有心脏病和甲状腺功能亢进症等病史的患者，详细检查一般临床表现至关重要，这将影响麻醉剂的选择。根据美国麻醉医师学会（ASA）提出的分类，对于患者的健康状况，有5个风险等级：

- ASA Ⅰ：健康患者
- ASA Ⅱ：存在轻度系统性疾病，无功能障碍
- ASA Ⅲ：有严重的系统性疾病，并伴有轻度功能障碍
- ASA Ⅳ：有严重的系统性疾病并且危及患者的生命
- ASA Ⅴ：不能保证生存期超过24小时的终末期患者

影响麻醉类型选择的因素

手术类型

需要完全控制出血。

手术时间

在短时间手术的情况下，可以通过使用不含血管收缩剂的麻醉剂来实现完美的疼痛控制，以减少因术后麻木而带来的不适。

解剖部位

一些麻醉剂会引起不良反应，因此建议使用特定的解剖部位。

ASA Ⅰ级患者

未服用药物（β受体阻滞剂和三环类抗抑郁药）的健康患者。

手术操作时间超过30分钟

拔牙手术、牙周手术、种植和牙体牙髓手术。

除第二、第三磨牙外，上、下牙弓所有牙齿的浸润麻醉

- **4%阿替卡因+1：100000肾上腺素**。一些研究表明，与甲哌卡因或利多卡因相比，阿替卡因可在更短的时间内产生麻醉作用，并保证更长的麻醉持续时间（Oliveira et al., 2004; Costa et al., 2005; Capuano et al., 2002; Borea et al., 1993）

上颌第二、第三磨牙区域浸润麻醉

- **2%甲哌卡因+1：100000肾上腺素**。使用甲哌卡因和肾上腺素是因为在这些区域注射阿替卡因（图4.4）可引起持续2小时的眼科并发症（瞳孔缩小、复视和瞳孔散大）

下牙槽神经（下颌小舌）的阻滞麻醉（图4.5）

- **2%甲哌卡因+1：100000肾上腺素**。使用甲哌卡因和肾上腺素是因为在该区域注射阿替卡因可引起下牙槽神经和舌神经的暂时性或永久性感觉异常。甲哌卡因是并发症风险最低的麻醉剂

手术操作时间少于30分钟

包括简单的拔牙和牙周治疗。

- **3%甲哌卡因**。没有血管收缩剂会缩短药物作用时间，减少了与麻木相关的反应

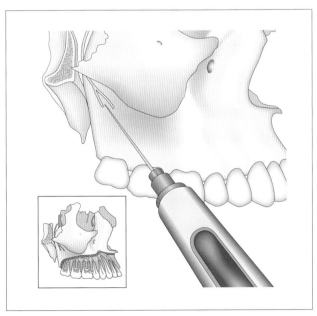

图4.4　上牙槽神经麻醉。

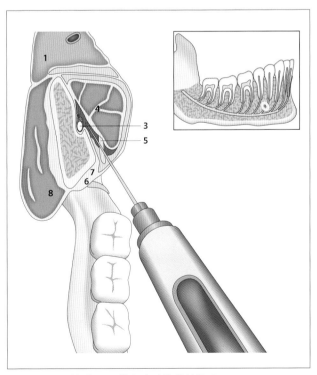

图4.5　下牙槽神经阻滞麻醉时的进针位置。

需要控制出血的手术

- **2%利多卡因+1：50000或1：100000肾上腺素**。肾上腺素浓度越高，血管收缩越明显，手术视野越清晰

ASA Ⅱ级和ASA Ⅲ级患者

病史包括心脏病、甲状腺功能亢进症、应用非选择性β受体阻滞剂、使用三环类抗抑郁药。

- **不含肾上腺素的3%甲哌卡因**

手术时间超过30分钟

- **4%阿替卡因+1：200000肾上腺素**。在有心血管疾病的患者中，高剂量的血管收缩剂可能产生不利影响。建议使用最低剂量的血管收缩剂，以获得有效的麻醉效果

手术时间少于30分钟

- **不含肾上腺素的3%甲哌卡因**

妊娠期和哺乳期患者

- **3%甲哌卡因**。使用血管收缩剂可能对子宫产生不利影响，可能诱发子宫动脉痉挛，导致胎儿缺氧。而哺乳期的患者使用麻醉剂没有禁忌证，尽管它们存在于母乳中，但不会在肠道吸收，因此不会对新生儿产生副作用

可能过敏患者的用药

体重低于20kg的患者应从术前3天开始服用以下药物：

- **倍他米松**0.50mg，每日两次
- **雷尼替丁**150mg，半片，每日两次
- **盐酸西替利嗪-异丙嗪**，每日两次

体重超过20kg的患者应服用双倍剂量的药物。

儿科患者的麻醉

了解儿童的大致体重对确定最大剂量很重要。

对于体重≤15kg的患者，适应证如下：

- **阿替卡因**：最大剂量，1支
- **甲哌卡因**：最大剂量，1.8支
- **利多卡因**：最大剂量，2.9支
- **丙胺卡因**：最大剂量，1.6支

下牙槽神经麻醉

下颌孔在翼下颌间隙，外侧是下颌支，内侧是翼内肌，后面是腮腺，注射针进入下颌孔后立即向周围注射麻醉药，通过下牙槽神经阻滞麻醉，注射侧的所有牙齿都会获得麻醉效果，但是中切牙和侧切牙除外，因为它们可以由对侧进入的神经纤维支配（图4.6）。

拔除磨牙，一般需要增加颊神经水平的麻醉。（图4.7）（见下文）。

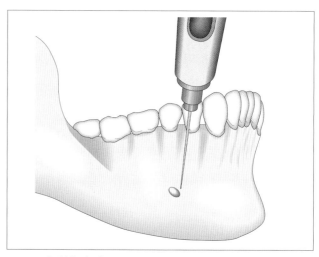

图4.6 颏神经麻醉。

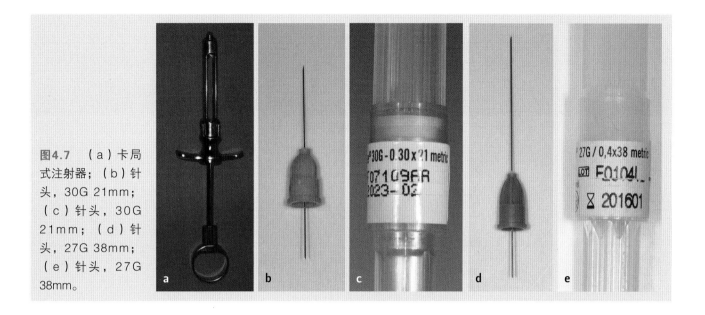

图4.7 （a）卡局式注射器；（b）针头，30G 21mm；（c）针头，30G 21mm；（d）针头，27G 38mm；（e）针头，27G 38mm。

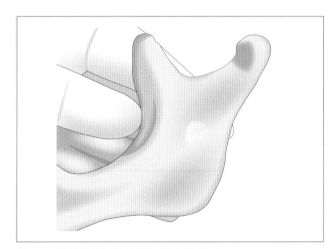

图4.8 通过触诊评估下颌骨升支的长度。

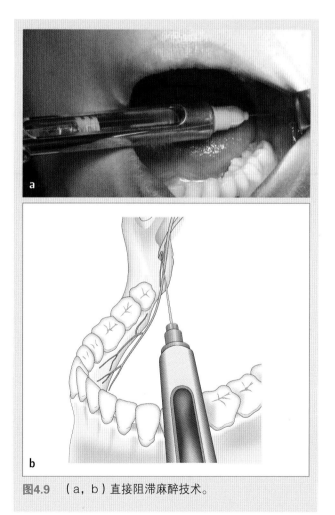

图4.9 （a，b）直接阻滞麻醉技术。

获得下牙槽神经阻滞的方法有直接法和间接法两种。

直接技术

左手食指深触诊下颌支的前部（图4.8），患者尽量张大口，注射器放在对侧前磨牙，平行于下颌牙咬合平面进针，将针头深推至与骨组织接触，然后回退约1mm，缓慢注射。该技术需要一定经验，使用的针头长21mm，25～30G（图4.9）。

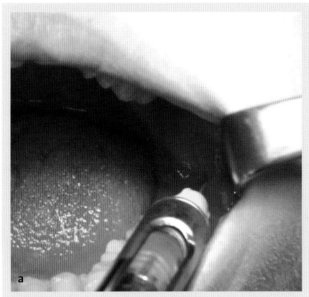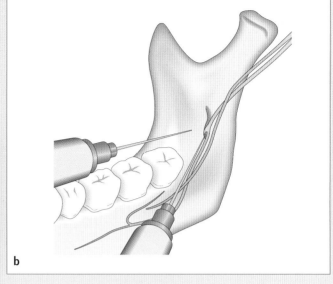

图4.10 （a，b）间接阻滞麻醉技术。

间接技术

食指放在下颌后窝对侧的外斜角上，同时，将针插入更外侧，并立即接触下方骨面。注射器应保持与下牙咬合面平行，沿下颌支内侧表面缓慢插入针头与骨接触，同时在下前磨牙水平将注射器向口腔对侧移动。使用的针头长35mm，25～27G（图4.10）。

使用细而柔韧的针头通常会导致麻醉失败，因为肌肉会导致偏离；因此，使用更硬和更长的针头可以保证更大的安全性。

Gow-Gates技术

浸润区域为下颌颈部的前内侧面。要求患者尽可能张大嘴，造成髁状突前部移位。将注射器主体放置在对侧尖牙上（图4.11）。

优点：同时实现下颌和舌神经的麻醉。

缺点：血管内和关节内注射风险较高。

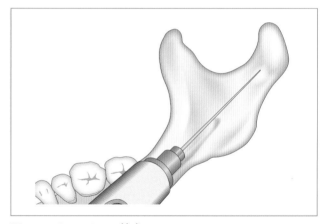

图4.11 Gow-Gates技术。

Akinosi技术

Akinosi技术的优点是在张口度受限的情况下进行注射。将注射器放置在上颌磨牙的膜龈联合线上，平行于咬合平面。

针头穿透升支与上颌结节之间的颊肌（图4.12）。

优点：在青少年中使用简单、可靠。

缺点：如果操作者使用细针，这很容易偏离，导致麻醉失败。

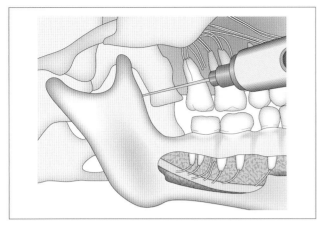

图4.12　Akinosi技术。

颊神经麻醉

在某些情况下，颊神经麻醉与下牙槽神经阻滞麻醉同时进行。对颊神经进行二次注射也是可行的。颊神经阻滞麻醉可在其越过外斜线位点的黏膜下进行。术者将针头直接插入第一磨牙前面的穿隆，保持针体与下颌体平行（图4.13）。

舌神经麻醉

舌神经在下颌支和翼间腱膜之间走行，但不进

入下颌管，而是向前越过舌，向下向前弯曲，在磨牙后三角区内侧穿过舌侧牙龈。这就解释了为什么在下颌孔麻醉失败的情况下，因浸润作用也会麻醉舌神经（图4.14）。

舌神经的位置变异很大：在大多数情况下，神经的走行距离骨面不到1mm，在牙槽嵴顶下方约2mm，但也可以在牙槽边缘水平或上方走行，直至阻生第三磨牙的咬合面。因此，在麻醉或手术过程中会受到麻醉针、手术刀片、剥离器或缝合针等因素的损伤。一般来说，暂时性感觉异常是由血肿压迫引起的。

腭神经麻醉

腭前神经经腭大孔穿出至硬腭上方，支配着上颌后2/3区域牙齿腭侧的软组织。麻醉注射位点在上颌第二磨牙和上颌第三磨牙之间，从腭侧牙龈缘到中线的距离为10mm；术者应保持针头尽可能与腭骨曲线成直角（图4.15a）。尽管如此，腭前神经从腭大孔穿出后，可在向前走行的任何位点被阻滞麻醉（图4.15b~d）。

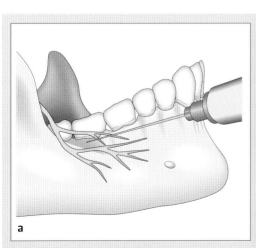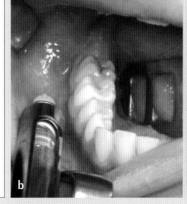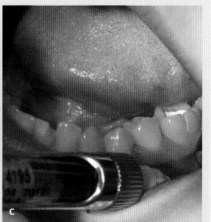

图4.13　（a，b）颊神经麻醉。

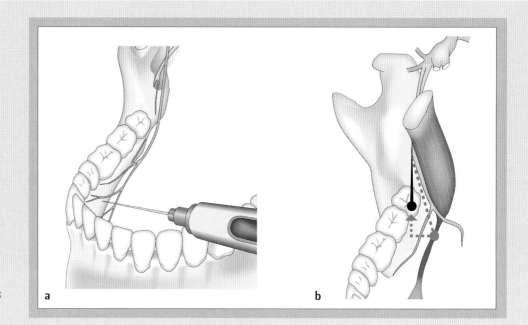

图4.14　（a）舌神经麻醉；
（b）舌神经的走行。

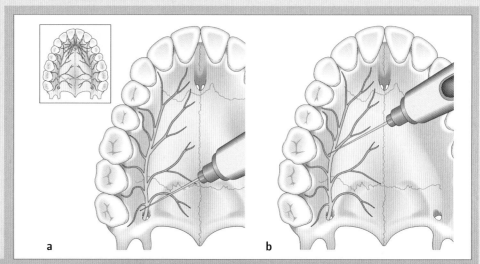

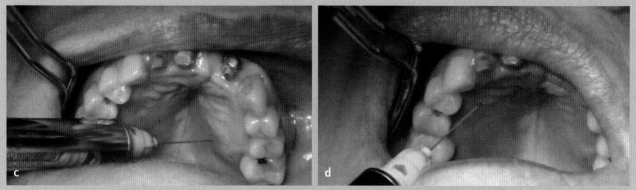

图4.15　（a）在紧急情况下腭神经麻醉；（b）沿腭神经走行的麻醉；（c，d）腭神经麻醉。

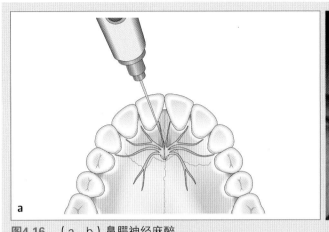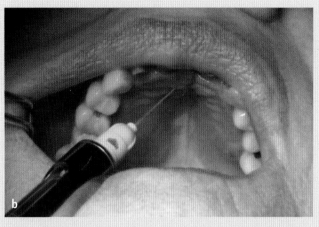

图4.16　（a，b）鼻腭神经麻醉。

鼻腭神经麻醉

由于切牙乳头特别敏感，通过该区域对硬腭前部和切牙进行麻醉时，应先在乳头侧面注射少许麻药，等到麻醉显效，将针头插入两中切牙之间的乳头（图4.16）。

眶下神经麻醉

眶下神经的阻滞麻醉范围为上颌区域，包括同侧牙列和鼻弓、半唇、鼻皮肤和鼻源性区域的

黏膜。

眶下神经阻滞麻醉适用于手术范围广和位置深的情况。

该神经可在口腔内进行阻滞麻醉，使其向外侧穿透至尖牙窝，直至眼眶下方眶下孔水平。

口外注射时，垂直于上颌平面进针。注射时，用手指识别眶下缘是有用的：与口内入路相比，这种方法可以更有效地阻断神经分支（图4.17）。

神经丛（浸润）麻醉示例

图4.18～图4.21展示了一些浸润麻醉的病例。

静脉镇静

静脉镇静麻醉需要设备，包括脉氧仪、氧气、心电图导联等。静脉镇静可用于所有对麻醉表现出不良反应（如过敏）或存在病态的患者，以及对出血感到恐惧的患者，或在牙科手术过程中感到非常紧张需要保持平静和放松的患者。

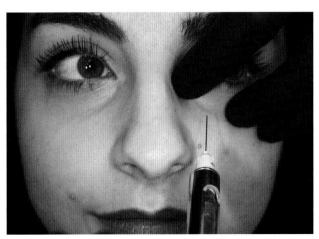

图4.17　眶下神经麻醉。

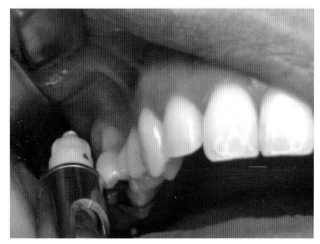

图4.18   用于拔除上颌磨牙的上颌浸润麻醉。

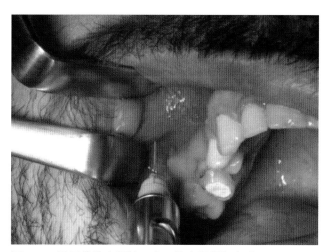

图4.19   用于拔除上颌第一磨牙的上颌浸润麻醉。

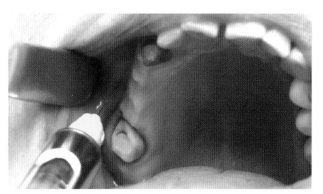

图4.20   用于种植手术的上颌浸润麻醉。

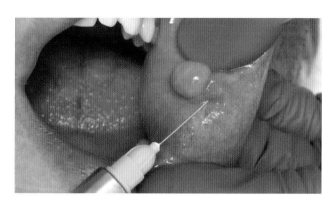

图4.21   用于口腔黏膜纤维瘤切除术的浸润麻醉。

静脉镇静麻醉由**麻醉师**进行，取代了以往吸入氧化亚氮（笑气）的方法，相关文献显示笑气镇痛作用极小。静脉镇静技术在手术期间和手术后（术中和术后）有很多优点，可以进行更复杂和更长时间的手术。

吸入性麻醉剂起效迅速，如笑气，几分钟就能产生麻醉效果，而静脉注射的麻醉剂作用更快，大约20秒就能产生麻醉效果（图4.22）。使用最广泛的药物包括苯二氮䓬类药物，如**地西泮和咪达唑仑**，后者仅限于医院使用。

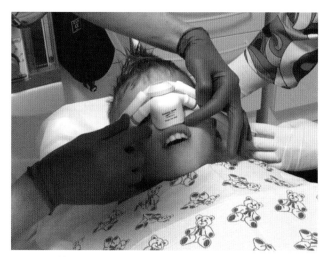

图4.22   笑气下的清醒镇静。

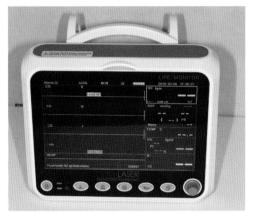

图4.23　生命体征参数的监测。

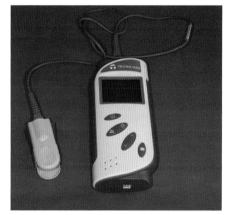

4.24　脉氧仪。

轻度镇静：门诊配置

此种意识状态下，患者可以对简单的指令做出反应，并有自主的保护性反射。呼吸和心血管功能正常。患者焦虑有效缓解，完全放松和合作。在这种镇静形式中，不管进行何种治疗，脉搏、血氧饱和度监测是必要和建议的（图4.23和图4.24）。

中度镇静：门诊/受保护配置

此种意识状态下，患者对简单的言语指令有适当反应，并能自主维持呼吸道通畅。呼吸和心血管功能通常正常。

该技术通常涉及使用单一药物的滴定剂量，如苯二氮草类药物。

深度镇静：保护配置

此种意识状态下，患者对简单的口头指令或疼痛刺激有适当反应。患者可能不能维持自主呼吸，因此需要辅助呼吸。心血管功能通常得以保持。

方法和药物

由麻醉师在前臂静脉中置入套管，注射小剂量咪达唑仑/地西泮（图4.25）以达到渐进性和最佳镇静效果。

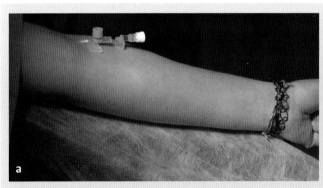
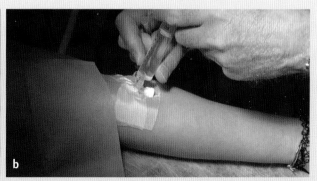

图4.25　（a）静脉镇静针管；（b）苯二氮草类药物的使用。

镇静后，患者应配合术者进行必要操作，以便于手术顺利进行。

疼痛控制   使用小剂量酮咯酸（一种常用于手术的强效镇痛药）可实现手术期间和术后阶段的疼痛控制。

胃肠保护   通过静脉使用**雷尼替丁**（如Zantac）或奥美拉唑（如Antra）进行胃肠保护。

水肿（肿胀）控制   通过给予可的松（通常为Bentelan）来实现的，它具有强大的抗感染作用。术前通过病史的评估来进行可的松的给药是很重要的，糖尿病患者应避免使用该药物（图4.26）。

地西泮   最早用于清醒镇静的苯二氮䓬类药物。但其特点是半衰期长，个体反应差异大，常见反常反应（意识模糊、躁动和攻击性，多见于过度

血液和仪器检查申请

先生/女士 ....

出生地 .... 日期 .... 居住地 ....

详细地址 .... 税号 ....

需要进行以下血液和仪器检查：
- ☐ 全血细胞计数与血小板计数
- ☐ 氮质血症
- ☐ 肌酐–肌酐清除率
- ☐ 血糖–糖化血红蛋白（Hb）
- ☐ 转氨酶类
- ☐ 总胆红素和分次胆红素血症
- ☐ 酸性和碱性磷酸酶
- ☐ γ–谷氨酰转肽酶
- ☐ 电解质（Na–K–Cl–P）
- ☐ 尿酸
- ☐ LDH–CPK
- ☐ 完整的血源性证据（凝血酶原活性–APTT–IT–纤维蛋白原血症–抗凝血酶Ⅲ）
- ☐ 血清铁水平–血清转铁蛋白水平
- ☐ 血型和RH因子
- ☐ 血清蛋白–蛋白电泳
- ☐ 免疫球蛋白
- ☐ ECG和心脏病就诊记录
- ☐ CT扫描
- ☐ 超声扫描
- ☐ Hbs Ag–HCV–HAV–HIV
- ☐ TPHA–FTA–ABS

图4.26   静脉镇静的血液及相关检查单范本。

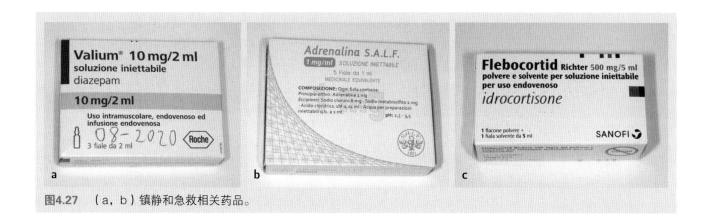

图4.27 （a，b）镇静和急救相关药品。

活跃的儿童、老年人和长期使用此类药物治疗的患者）。

另一个缺点是可能引起静脉壁刺激和血栓性静脉炎，这种并发症与它不溶于水的特性有关。

咪达唑仑　最近才在意大利上市，专门用于医院，它已完全取代地西泮用于清醒镇静，因为它给药后的起效更快，在抗焦虑、遗忘和镇静方面更有效，半衰期更短，与其他苯二氮草类药物相比消除速度更快。然而，与异丙酚和其他巴比妥类药物相比，咪达唑仑的起效时间更短、消除时间明显更长，尤其是在高剂量或长时间输注后。

丙泊酚　是一种很好的催眠药，它的药代动力学特性使单次推注和连续灌注给药后都能快速苏醒。

它没有镇痛作用，只产生中度的遗忘作用；即使在镇静剂量下，它也可以在意识丧失之前引起呼吸暂停，并存在无意中进入全身麻醉的持续风险。

图4.27展示了清醒镇静时使用的一些药物。

结果和获益

❶ 最佳疼痛控制：通常在理想的术后过程中，不需要使用额外的镇痛支持。

❷ 药理学上可保证水肿明显减轻/消除（炎症）和胃肠道保护。

❸ 患者对结果非常满意。患者面对后续疗程将不再顾虑。

推荐阅读

BOREA G, DI NINO GF, MONTEBUGNOLI L, APUZZI P. Articaina nell'anestesia locale. *Dental Cadmos* 1993; 14.

CAPUANO A, LEONE V, DI MASSA A. Comparazione tra articaina e mepivacaina nella germectomia dei terzi molari inferiori. *Doctor Os* maggio 2005.

COSTA CG, TORTAMANO IP, ROCHA RG ET AL. Onset and duration periods of articaine and lidocaine on maxillary infiltration. *Quintessence Int* 2005 Mar; 36(3):197-201.

KORBENDAU JM, KORBENDAU X. *L'extraction de la Dent de Sagesse.* Quintessence international (1 novembre 2001).

MONTEBUGNOLI L, FELICETTI L, GISSI DB. *Linee guida alla scelta degli anestetici locali in odontoiatria.* Dentsply; 2006.

OLIVEIRA PC, VOLPATO MC, RAMACCIATO JC, RANALI J. Articaine and lignocaine efficiency in infiltration anaesthesia: a pilot study. *Br Dent J* 2004 Jul 10; 197(1):45-46; discussion 33.

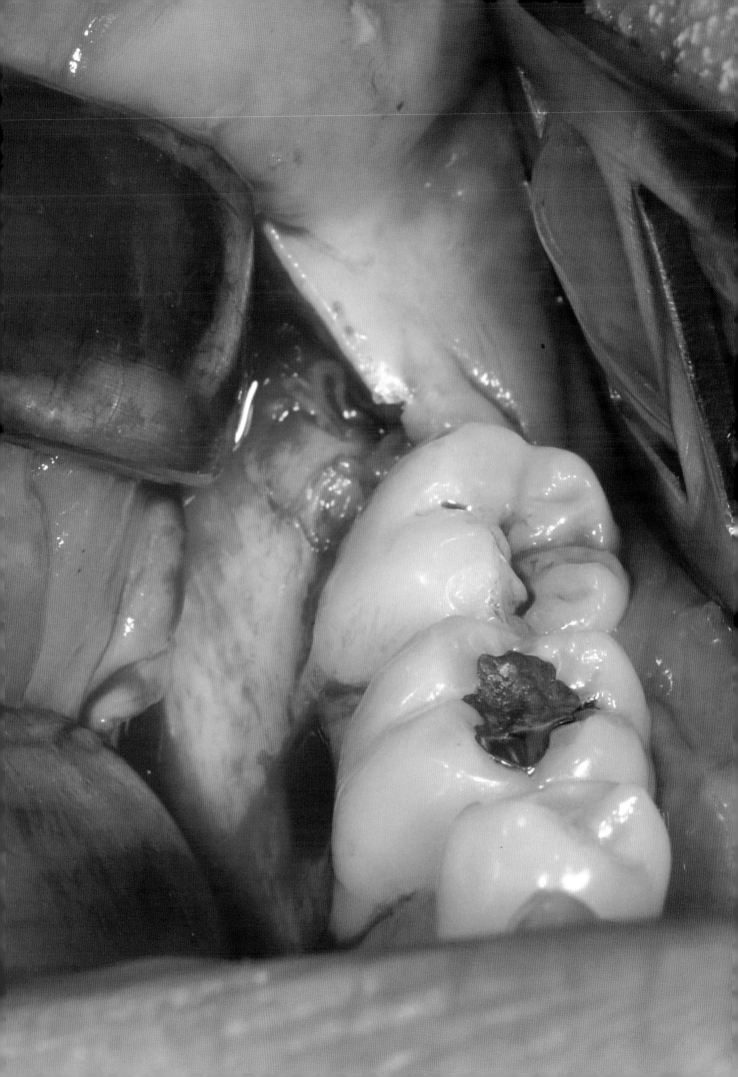

翻瓣及缝合技术
Flap designs and suturing techniques

5.2）。框5.1显示了理想龈瓣的特点。

皮瓣的血供

软组织切开是手术的开始，目的是通过切开和翻起软组织瓣来创造到达手术部位的通路。这一操作意味着会中断软组织瓣的血供，形成一个切口分隔开来的游离端和提供营养的蒂，在口腔内，所有的软组织瓣血供都是随机的，没有主要固定供应的血管，而是多个分支网络。如果软组织瓣的蒂部比游离端更窄，那就有可能导致缺血坏死（图5.1和图

牙拔除术的皮瓣设计

在拔除阻生牙的过程中，一般使用**全厚瓣**，将骨膜和龈瓣一同翻起。血管和神经位于骨膜以上，这类全厚瓣可以远离损伤在骨平面上的血管神经进出点，以避免神经血管损伤，减少术后水肿，并保证良好血供。

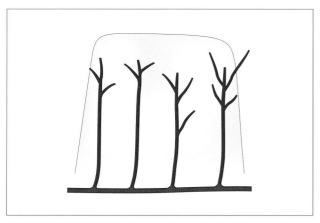

图5.1   随意型瓣。

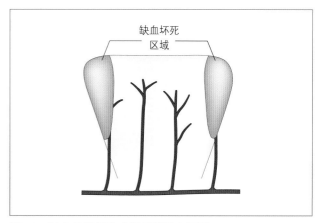

图5.2   过窄的蒂部造成组织瓣缺血坏死。

框5.1

理想龈瓣的特点

→ 建立完全的手术通路。

→ 保留可动的解剖结构（如舌神经、下牙槽神经、面动脉）。

→ 组织瓣复位时避免张力过大或开裂，因此需要对健康血供良好的组织瓣进行对位缝合。

组织瓣分以下类型：

○ 信封瓣：无减张切口的软组织瓣

○ 三角瓣：一个减张切口的软组织瓣

○ 梯形瓣：两个减张切口的软组织瓣

无减张切口的信封瓣

只有一个单一的线性切口，这种瓣血供最佳，缺点是没有减张切口很难分离和牵拉，只能延长切口才能获得更好的手术视野。优点是非常容易缝合，可选择任意一端进行缝合。

适用于上颌骨腭侧或下颌骨舌侧（拔除腭侧阻生牙，外科-正畸联合治疗）（图5.3~图5.7）。

三角瓣

三角瓣由一个水平切口（或是龈沟内切口）附加一个垂直减张切口组成，一旦确定好切口，不应再向近中扩大切开，线性切口和减张切口之间的夹角不应小于90°，以避免软组织瓣血供不足。在有牙列的区域内，减张切口不应落在龈乳头正中，可以偏向近中轴角或者远中轴角。三角瓣最常用于下颌阻生第三磨牙拔除术中（图5.8~图5.12）。

梯形瓣

由一个水平切口和两个垂直切口（近中和远中）组成，为了使手术中视野更清晰，软组织瓣可向近远端继续延伸。双切口的存在会给缝合带来困难。梯形瓣是颌面外科手术的典型应用方法（图5.13~图5.15）。

龈缘瓣

水平切口沿着龈沟扩展，可以暴露牙槽骨嵴顶至牙颈部区域，换句话说，适用于**牙拔除术**或者**囊肿摘除术**。沿龈缘的组织瓣优点是不会留下明显的瘢痕，也不会因损伤牙周组织而导致牙龈萎缩（图5.16）。

平行龈缘瓣

水平切口走行在龈沟外，根据病变位置将切口放在角化龈或者牙槽黏膜上（图5.17）。

信封瓣

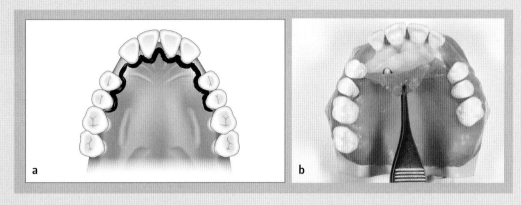

图5.3　（a，b）信封瓣。

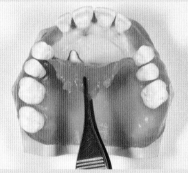

图5.4　信封瓣的翻瓣。

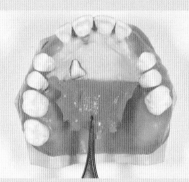

图5.5　信封瓣下可见阻生牙。

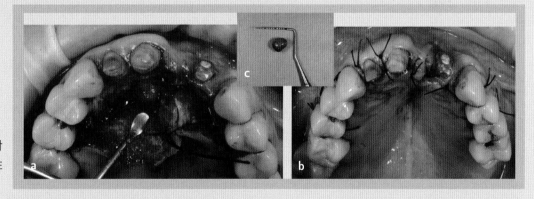

图5.6　（a~c）信封瓣用于摘除腭侧囊性肿物。

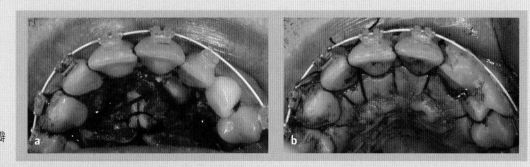

图5.7　（a，b）信封瓣用于正畸牵引埋伏牙。

三角瓣

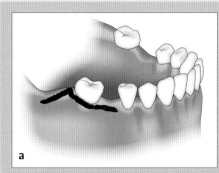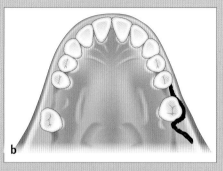

图5.8   （a）用于拔除下颌阻生第三磨牙的三角瓣；（b）用于上颌低位阻生第三磨牙的三角瓣（𬌗面观）。

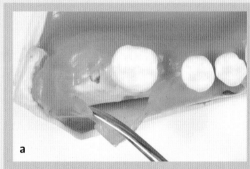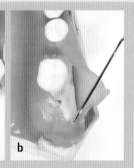

图5.9   （a，b）分离三角瓣后可见下颌阻生第三磨牙。

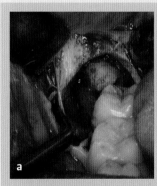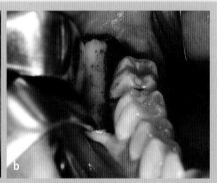

图5.10   （a，b）阻生第三磨牙拔除术中的三角瓣设计。

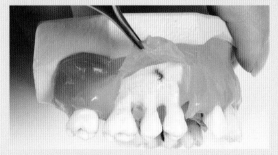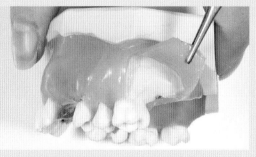

图5.11   近中减张切口的三角瓣。

图5.12   用于拔除上颌阻生第三磨牙的三角瓣。

梯形瓣

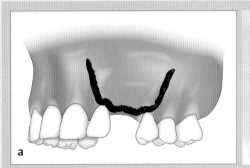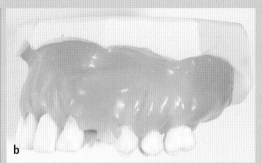

图5.13　（a，b）梯形瓣。

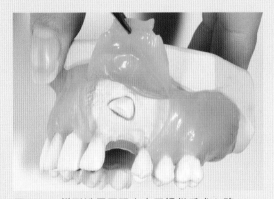

图5.14　梯形瓣用于阻生尖牙提供手术入路。

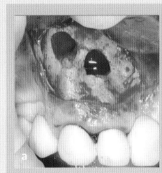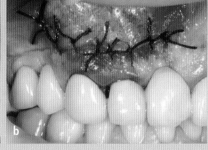

图5.15　（a，b）根尖切除术中使用梯形瓣。

龈缘瓣

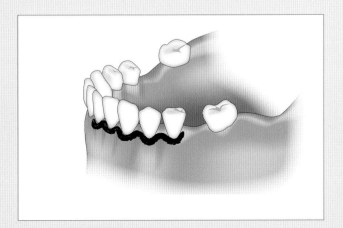

图5.16　龈缘组织瓣。

平行龈缘瓣

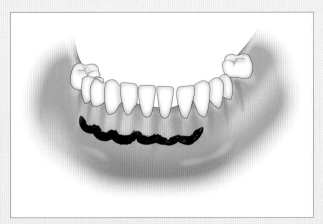

图5.17　龈缘下的组织瓣。

缝合技巧

口腔内的组织愈合是一个特殊的过程，因为它发生在有厌氧菌和污染的环境中；此外，这些组织还受到与咀嚼、吸吮和发声有关的机械应力的影响。

因此，重要的是：

○ 恢复组织连续性

○ 减少瘢痕大小，避免过度收缩

可以将几种不同类型的瘢痕修复方法进行分类，它们主要在愈合时间上有所不同。

一期愈合

这是更可取的，因为它可以很快完成，意味着最小的瘢痕组织形成。它发生在小的和未感染的伤口，将瓣通过对位缝合关闭创口（图5.18）。

二期愈合

二期愈合发生在大的伤口，其边缘仍然暴露和分离，以及感染化脓性伤口。分隔伤口瓣的间隙将由新生**肉芽组织**修复。

愈合是通过伤口收缩而不是一期愈合。例如，这种愈合类型用于软组织增量的手术，或用于前庭沟加深术，以及用于开放种植体以保证角化组织形成的手术（图5.19）。

这种愈合类型经常用于处理拔牙后的位点保存，以增加角化龈。在这种情况下，可以进行交叉缝合来稳定软组织和保持正确的组织瓣血管化。

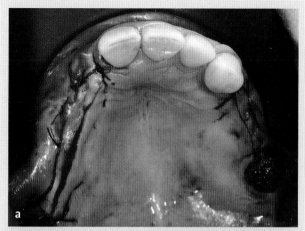
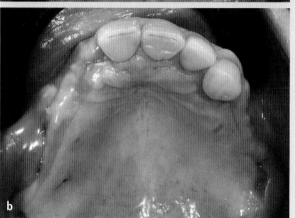

图5.18　（a）组织瓣闭合，一期愈合；（b）1个月后痊愈。

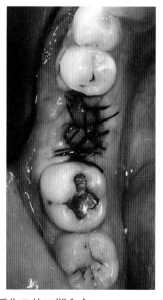

图5.19　拔牙后伤口的二期愈合。

缝合技术

缝合所用器械见图5.20。

缝合针

缝合针的正确夹持方式见图5.21，理想的缝合针要符合以下特点：

- 足够锋利
- 强度大
- 弹性大
- 可灭菌，避免交叉感染
- 耐腐蚀

为达到以上要求，缝合针采用不锈钢材质，并通过表面处理增加平滑度。

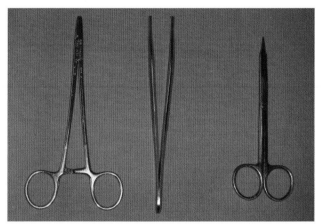

图5.20 基本缝合器械。左起为持针器、组织镊、拆线剪。

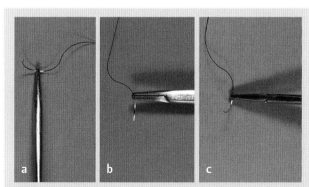

图5.21 （a）持针器夹缝合针的正确位置；（b，c）持针器正确的夹持缝合针。

圆针

针的尖端是钝头或是尖头，对组织的创伤较小，进针孔也非常小，不易变形，常用于缝合黏膜、薄和脆的组织。

三角针

刃部锋利，特别适用于坚韧的结缔组织，比如拔牙术中的全厚瓣。

锥形针

由锋利的针尖和圆钝的体部组成，适用于膜龈手术。

缝合线

缝合线需符合以下特征：

- 可耐受牵拉
- 打结时具有张力稳定性
- 恰当的弹性
- 可塑性好
- 便于操作
- 对组织无创伤
- 具有抗感染能力
- 成本低，利用度高
- 可灭菌
- 菌斑不易附着
- 容易辨识

缝合线分类

天然材质的缝合线

原材料取自于动物或者植物，制成可吸收线或不可吸收线。

肠线

肠线是一种由单股纤维组成的纯天然的可吸收材质，从羊肠或者牛的绒毛膜中提取。

适应证： 适用于儿童及婴幼儿，可以避免缝合线带来的二次创伤。

禁忌证： 这种材料会引起炎症反应，避免用在污染、感染或化脓部位。

丝线

丝线是由多股纤维构成的动物源性的不可吸收线（图5.22）。

适应证： 因其易操作、打结强度好、成本低，多用于牙齿拔除术。

禁忌证： 这种丝线会吸附食物残渣，避免用在污染、感染或化脓的部位。

合成材质的缝合线

聚乙醇酸（PGA）

聚乙醇酸是一种多股纤维组成的可吸收线，主要优点是能够抑制细菌扩散，降低炎症反应。

适应证： 不会影响组织愈合，当患者不方便复诊拆线时建议使用。

禁忌证： 无。

薇乔（Vicryl）

薇乔是一种多股纤维的可吸收合成线，弹性很

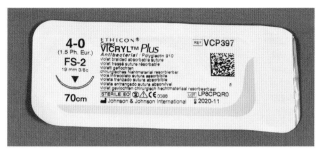

图5.23　可吸收线。

高且易于操作（图5.23）。

适应证： 适用于减张缝合、血管吻合和皮下缝合。

禁忌证： 由于缝线可能会切割软组织，术后有一定概率形成水肿。

尼龙（Nylon）

尼龙是一种单股或多股纤维组成的不可吸收线，分为黑色、绿色或白色。

适应证： 光滑性好、损伤性小，因此尼龙线是缝合皮肤的理想选择，术后几乎没有瘢痕。

禁忌证： 对术者的外科技巧要求很高（图5.24）。

聚四氟乙烯（PTFE）

聚四氟乙烯是一种单股纤维组成的白色的不可吸收线，商品名为戈尔特斯（Gore-Tex）。

适应证： 需要长时间固定的缝合线，炎症反应最小，常用于种植牙手术和牙周再生性手术。

禁忌证： 阻生牙拔除术中使用这类缝线，因张

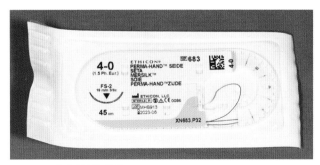

图5.22　不可吸收丝线。

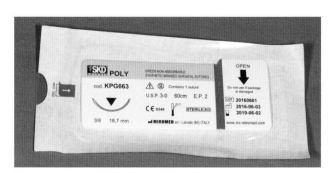

图5.24　不可吸收的复合材料缝合线。

力过大会引起组织撕脱，导致血肿，且缝线价格很高。

单乔（Monocryl）

新生代的复合材料缝合线，由透明的单股纤维组成的不可吸收线。

适应证：用于缝合黏膜和薄弱易碎的组织。

禁忌证：口腔内不易辨认。

外科打结法

外科结的作用，是稳定间断或连续缝合。打结是外科手术最基本的操作之一，打哪一种结取决于缝线材料、外科技术和软组织类型。

如下文所述，可以区分5种基本结。

单结

单结的特点是一端套住另一端形成简单环形，它有两种变体：正结和反结。在正结中，环形左右对称，与切口垂直，外科医生对两端施加对称且同等强度的压力（图5.25）。在反结中，医生维持一端靠近伤口不动，同时另一端来回环绕。单结比较容易松脱，因此，应多打几个单结来增加稳定性（图5.26）。

方结

方结之所以"方"，是因为它由两个类似的单结叠加而成，末端的环绕方向完全相反：当第一个单结为顺时针时，则第二个单结逆时针绕行。

方结作为最安全的结，是因为无论如何牵拉绳子末端，打结总是越来越紧。方结后可以再打第二个方结，更有安全保障（图5.27）。

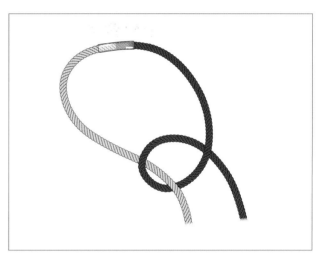

图5.26　反结。

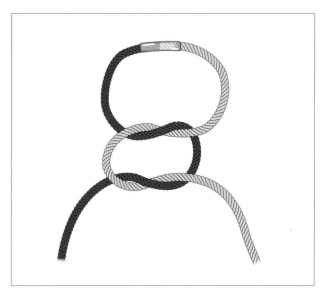

图5.27　方结。

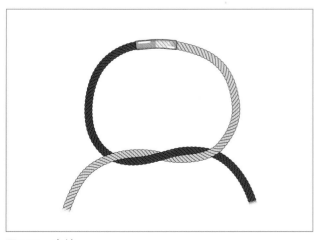

图5.25　半结。

外科结

在一个两次缠绕的单结上再加一个方向相反的单结，稳定性非常好，当使用合成材料的多股线时，可以再添加几个单结（图5.28）。

三重结

同一方向上的两个正结，再加上反方向的一个反结构成了三重结，易于操作，稳定性适中（图5.29）。

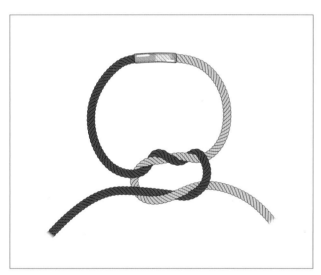

图5.28 外科结。

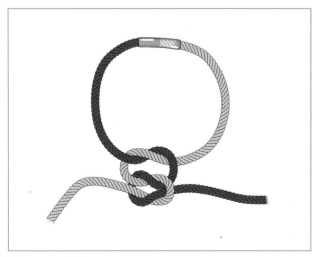

图5.29 三重结。

牙拔除术中的缝合技术

单纯间断缝合

针线穿过切口两侧，通过外科结或者方结拉拢对位。常用于切口局限的部位。

垂直褥式缝合

在唇侧切口的外侧缘入针，一直到舌侧切口的内侧缘出来，切口两侧牢牢系紧。

可以保证切口完全密合，但不适用于唇舌侧骨水平高度不一致时（图5.30）。

水平褥式缝合

针线从一侧切口的外缘到内缘，另一侧切口正好相反；随后，穿过从外到内的第二侧切口，然后第一侧切口又朝相反的方向（图5.31）。

适用于较大的黏膜创口。

十字交叉缝合

针从切口的外侧进入，从另一侧切口外侧出来，随后压着对角线到达第一侧切口，再次进针，到达第二侧切口，斜线压过切口，在自由端打结（图5.32）。

适用于需要数针缝合的大创口，两侧切口贴合非常紧密。

单纯连续缝合

由一根线上的数个连续单结组成，也以单结结尾，操作非常容易，张力均匀分布，但是一旦打结失败，整个缝合都会松动。适用于牙槽嵴修整术中的长切口（图5.33）。

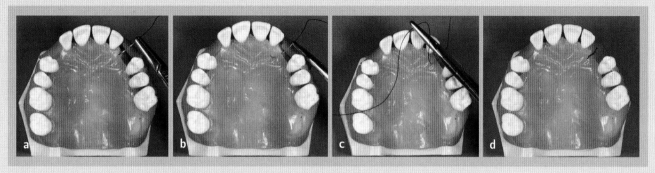

图5.30　（a~d）垂直褥式缝合的操作演示。

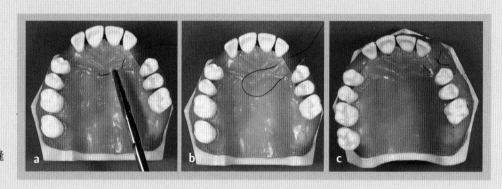

图5.31　（a~c）水平褥式缝合的操作演示。

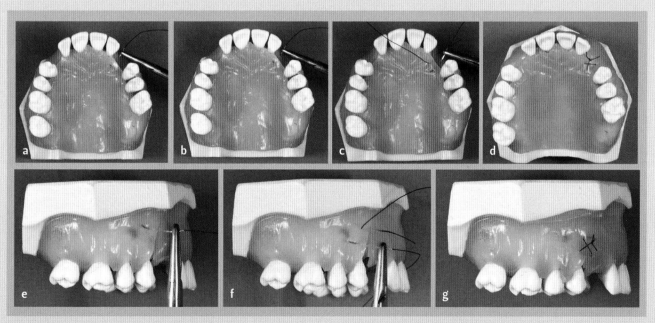

图5.32　（a~g）十字交叉缝合的操作演示。

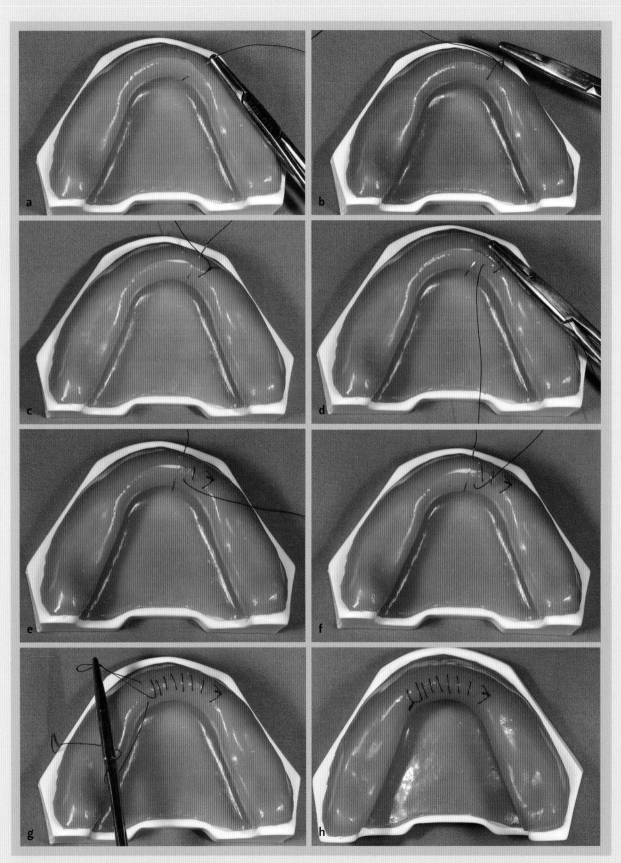

图5.33 （a~h）单纯连续缝合的操作演示。

拆线

在口腔环境里，多数情况下不可吸收线在5~10天后拆除；如果是可吸收线，缝线可在口腔内留存15天以上。

在拆线之前，嘱患者使用0.2%氯己定含漱1分钟，以减少菌斑附着。

有时候，缝合线与软组织交缠在一起，拆线就很困难，建议使用牙周探针将显露的缝合线提起来，在基底部剪断。

推荐阅读

CHECCHI L, ARMANDI M, FRANCHI M. *Le suture chirurgiche in odontoiatria.* Edizioni Martina, Bologna; 2004.
KIM Y. *Minimally invasive and atraumatic extraction of third molars.* Koonja Publishing, Gyeonggi, Korea; 2018.

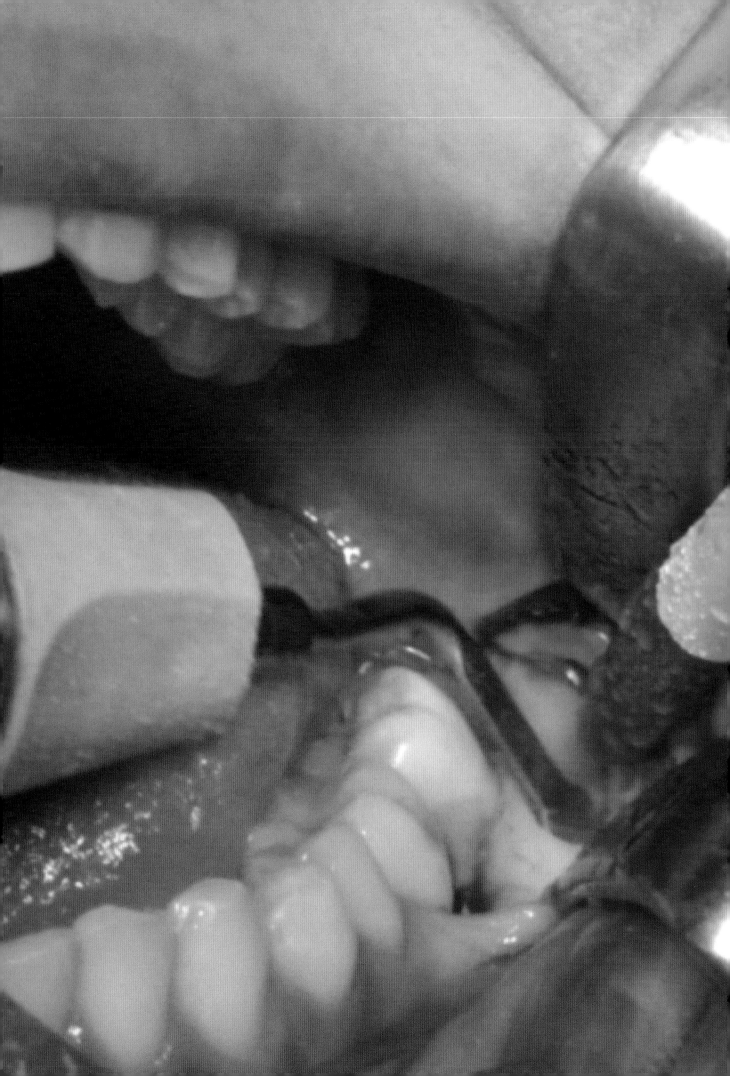

超声骨刀：原理和应用
Piezoelectric surgery: applications and protocols

超声波在医学中的应用

超声应用于医疗是在"第二次世界大战"后提出和系统研究的。超声治疗立刻在意大利广泛流传，许多学者热衷于该领域的实验和临床研究。

超声治疗的安全性是毋庸置疑的。超声波对人体的作用是多方面的，它能到达皮下层，产生以下效应：

○ **机械**效应：由超声波穿过组织颗粒时的振动运动（每秒几百万次振动）产生

○ **热**效应：由于人体组织会吸收超声能量，且具有不同声阻抗的组织界面间会产生能量反射。例如，由于黏度、导热性和化学吸收改变，超声波通过软组织可使吸收温度升高

○ **化学**效应：通过改变机体的pH和细胞膜通透性，产生分子变化

超声波最广泛应用于放射学。超声束通过不同声学装置间会产生界面反射，超声技术基于此原理。通常，同一压电晶体会同时用作发射器和接收器。它本质上是接收垂直于光束轨迹表面的回波。在使用过程中，传感器使用凝胶作为传导材料，与皮肤接触，同时高频交流电压发生器向转导晶体提供脉冲波。一般频率为1.5MHz和20MHz，脉冲发射后，压电晶体会自动产生相反的发射效应，将接收到的回声转化为电振动。

此外，超声波已被泌尿外科用于碎石。此前，手术几乎是去除肾结石唯一的方法。在过去几年里，随着技术的极大进步，部分或完全非侵入性的"接触粉碎"技术来碎石的方法被成功应用，例如，通过内镜等技术来消除这些结石。

此外，超声已被广泛应用于骨科。保守冲击波治疗可用于所有需要镇痛治疗的运动系统疾病：常用于坐骨神经痛和神经炎的病例（降低沿神经干皮肤投射的强度和照射）；在肩周炎病例中，超声治疗可以分解钙化，并促进钙盐沉积的再吸收。

随着压电外科设备的出现，超声在骨科手术中得到了广泛的应用。压电换能器在手外科和脊柱外科手术中很有用，常需要在狭窄的区域和靠近血管和神经的地方进行截骨术。因为压电设备对硬组织的选择性作用的特点，超声波的使用为外科医生提供一项更安全的技术。

此外，超声还可应用于皮肤科和整形外科领域。

在血管外科中，微型超声波发生器和探测器通常被用于安装在导管顶端；这些发生器和探测器，可以确定动脉硬化斑块的组成并粉碎，从而疏通动脉。

最后，超声还能用于眼科的白内障手术领域，通过喷雾和抽真空的方法去除晶状体残留物。

近年来，超声与压电外科一起广泛应用于耳鼻喉科和颌面外科。

超声波物理学

"超声"一词是指一种特殊类型的"弹性"机械波，其特征是频率大于20000Hz。

声音是一种声机械波，也就是说，它是任何振动体在与之接触的介质（气体、液体或固体）中产生的振动。这种振动引起了介质中粒子的振荡——粒子相互靠近或远离——从而产生了压缩带（粒子相互靠近的区域）和稀疏带（粒子相互远离的区域）。因此，波的传播中没有任何物质的实际运动，因为粒子的运动是仅仅围绕平衡点的振动。

该趋势的图示为正弦波，代表这些粒子随时间在围绕其平衡点周围移动（移近/移远）的轨迹。

与所有波一样，超声波具有以下特征：

- **振幅（a）** 是压缩相最高点和最低点之间的最大压差：它表示波对介质粒子施加的力，及粒子从平衡点位移的大小
- **波长（l）** 是指两个连续压力波对应点之间的距离，即两个同步点（例如，两个连续的压缩带或稀疏带）之间的距离；因此，它是压力曲线产生重复的距离
- **频率（f）** 是指在单位时间内进行的压缩和稀疏循环的次数，即波每秒在介质固定点中重复的次数（周期/秒或赫兹），它与声源振动的频率一致

基于上述，超声波不能在真空中传播；这是超声波和电磁波之间最重要的区别。

超声波的产生

超声波是利用压电现象产生的，压电现象是晶体结构材料（如石英、钛酸钡和锆钛酸铅）的特性。它通过在晶体末端施加电压而引起尺寸变化（压电效应），或者通过产生晶体尺寸变化而在晶体末端产生电压差（直接压电效应）。当晶体被电位差激活时，其振动频率被定义为"共振频率"，通常与晶体本身的厚度有关：例如，厚度约为1mm的晶体的共振频率为2MHz；要获得10MHz的频率，必须使用0.2mm厚的晶体。压电晶体可被刺激以连续或脉冲的方式发射超声波。在第一种情况下，向晶体连续施加电压，电压以正弦方式变化并引起连续振荡。在第二种情况下，以不同的方式施加电脉冲，持续时间很短，随后换能器返回到它的静息状态；所产生的超声波束是一系列的短超声波"波列"，其长度等于其中包含完整振幅的数量，该长度即为脉冲的波长。

口腔压电外科

超声骨刀切割技术是一种新型的截骨和骨成形技术，它采用特殊的可调节超声手术装置，其精度和安全性远超出骨外科中常用的手动或电动器械（图6.1）。

这项新的外科技术是基于一项能对超声波振动进行特定的电子控制的技术发明，从而确保在不过热的情况下进行深度骨切割。

1997年，托马索·维切洛蒂（Tommaso Vercellotti）教授在拔除一颗有外伤史的骨粘连尖牙残根时，凭直觉将超声设备产生的微振动应用于骨外科手术（图6.2）。该手术使用了普通的洁牙机，其工作尖已被磨尖，类似于手术刀刀片。牙槽窝壁未被损伤，可以进行即刻种植并实现骨结合。因此，维切洛蒂决定将这种技术应用于上颌窦手术，同时他也承认，使用这种薄而锋利的器械具有一定的局限性，其功率低且易发生膜穿孔。由于功

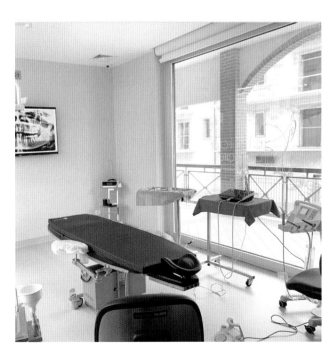

图6.1　手术室及超声装置车准备。

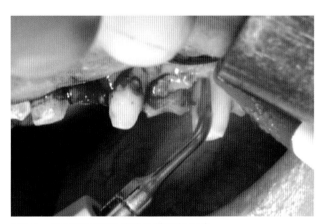

图6.2　使用超声骨刀拔除骨粘连的牙齿。

率低，导致它在切割骨壁厚度大于1mm时会产生过热。因此，通过一系列的研究开发出了超声切割装置，使超声机械振动具有独特的低频过调制特性。

超声骨刀工作头的常规共振频率是由10~60Hz的强直振荡叠加而成。因此，工作头呈现出由两个方向相同但频率不同的振荡组成的运动。即使是在低功率下，也能为骨切割带来最佳能量，从而减少工作头和骨组织上的产热。

超声骨刀特点

超声骨刀旨在克服传统骨外科手术器械的局限性。

总之，截骨技术包括对骨表面的切割（截骨术）或成形（骨成形术）。截骨术和骨成形术的实际结合在不同领域的骨外科手术中广泛应用。

尽管只有两种骨外科技术，但可以使用多种外科器械来进行操作。

器械主要分为两种类型：

o 手动器械（凿子、锤子、锯子等）：具有很高的切割效率，因为是机械作用力，所以可以立即起效，但是无法充分控制

o 电动器械：由于电能或气动能量而引发的高切割能力；通常，骨科手术中使用的微电机将电能转换为机械能，通过刀刃的运动或骨锯的振荡运动产生的微振动切割效应

例如，骨切割工具只有在可以使用旋转力的情况下，才会产生切割作用。这个扭矩只有在手柄上施加大的压力时，才会产生切割作用，也正是这种压力使得外科手术不太可控，因此更不安全。

当从皮质骨开始进行截骨时，在对矿化度更高的皮质骨所施的力到达松质骨时，会突然过度。在这种情况下，过度的压力会导致对手术器械突然失去控制，可能会损害邻近的重要解剖结构，如血管束或神经组织。此外，传统的电动器械在进行切割时会产生较大的振动，因此降低手术安全性。

相比之下，超声骨刀切割的作用是超声特性的线性微振动的结果，其纵向振幅仅20~60μm，有利于在各种解剖条件下对手术区域进行控制。

超声骨刀切割的特性分为物理特性和临床特性。

物理特性如下：

o 微振动

o 锤击动作（锤击效应）

o 盐水溶液的空化作用

超声工作头具有最大的纵向振动和最大的垂直振荡。在最大功率下，根据锁的类型，振幅在60~200μm之间。

锤击效应是该装置的基本特性，由两种不同波长的超声波（一种短，一种长）交替产生。可以有助于保持工作头持续清洁的锤击效应正是由于这两个波的交替产生，从而保证工作头与骨组织的直接接触。

事实上，如果没有这种效应，骨碎末会聚集在工作头的末端，从而被设备误认为非矿化组织；因此，所有动能会转化为热量，导致底层和周围组织的坏死（图6.3）。

当物体以高于特定的速度（取决于液体、温度和压力）在液体中运动时，就会产生空化作用。这是一种物理现象，其特征是会形成真空气泡（极低压蒸汽），随后气泡通过内爆而产生机械清洁作用，进而促进止血。

液体（水或生理溶液）的作用是散热及清洁、湿润切口。

根据这**3个物理特性**，可以得出超声骨刀的以下3个临床特性：

- 微米级切割（源于微振动效应）
- 选择性切割
- 局部引流

超声骨刀的**微米级切割**特性使其在手术过程中具有高度的可控性和精度，提高了手术安全性，从而减轻了外科医生的压力。

超声骨刀的低频工作特性使其产生**选择性切割**，即仅对Ⅰ型、Ⅱ型和Ⅲ型骨组织具有切割作用，而对于矿化程度较差的Ⅳ型骨组织和软组织作用较小。

由于工作频率被限定为27~29.5kHz，因此超声骨刀只对硬组织有切割作用，降低了软组织损伤的风险（超声骨刀进行软组织切割的所需工作频率是其对矿化组织切割频率的两倍）。电机会通过间断而产生较低振幅的超声振动，这称为"压电调制"信号。该调制信号能在手术过程中自动产生，实现最佳的组织减张和细胞修复，并具有精确的切割效果和更好的愈合效果。

坚硬的超声骨刀工作头结合特定的振幅可实现最高精度的切割，手柄设计操作方便，工作头尖端形态设计符合解剖学形态，能在复杂的手术中灵活应用。

因此，超声骨刀适用于高风险解剖部位的手术，避免软组织损伤（例如在靠近神经、黏膜、血管以及中枢和周围神经系统的部位）。

局部引流（图6.5c），这是由空化作用冲洗的结果。超声骨刀末端对切割面有止血作用（有部分原因是新生氧气的出现）。空化作用是当液体与产生超声振动的工作端接触时，空穴内形成微气泡。气泡破裂会导致酸洗。该现象有利于获得术区最佳的视野，便于操作者在术中辨识和区分不同的解剖区域。此外，还有利于止血、清理骨屑的冲刷有利于术区的清洁，避免产生过热而损伤组织（图6.4~图6.20）。

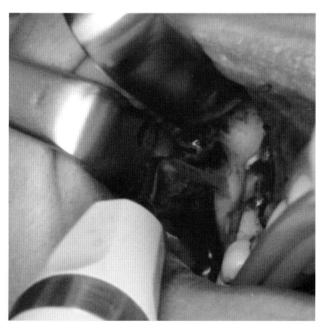

图6.3　锤击效应能产生工作头自洁作用。

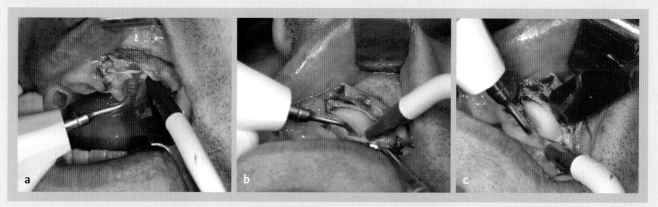

图6.4 （a~c）使用超声骨刀拔除埋伏尖牙。

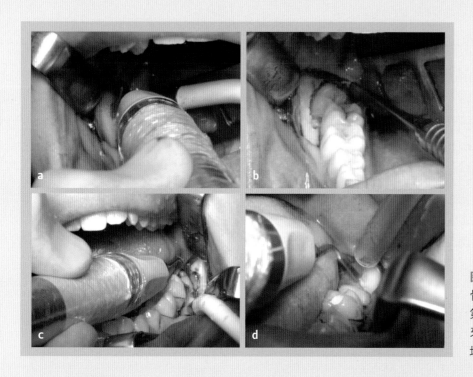

图6.5 （a）完全埋伏第三磨牙的去骨术；（b）使用超声骨刀进行埋伏第三磨牙的截骨；（c）埋伏第三磨牙去骨术中的局部引流；（d）完全埋伏第三磨牙的去骨术。

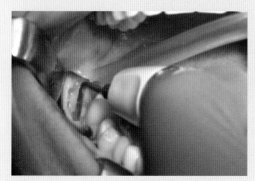

图6.6 第三磨牙拔除中的精准切割和引流。

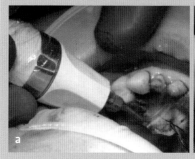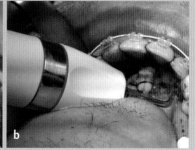

图6.7 （a）金刚砂工作头去除腭部囊性病变；（b）外科–正畸联合手术中拔除腭部埋伏尖牙。

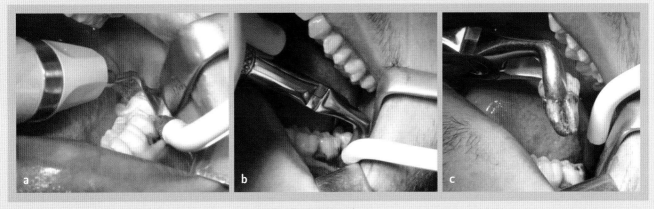

图6.8　（a）萌出第三磨牙的去骨术；（b，c）牙钳脱位下颌第三磨牙。

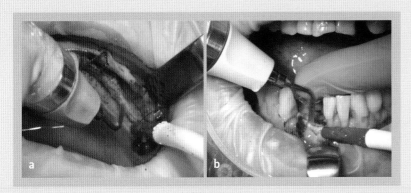

图6.9　（a）骨劈开术中超声骨刀的精准度；（b）使用超声骨刀进行骨扩张。

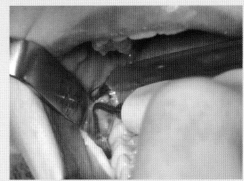

图6.10　超声骨刀对硬组织选择性切割，并保护软组织。

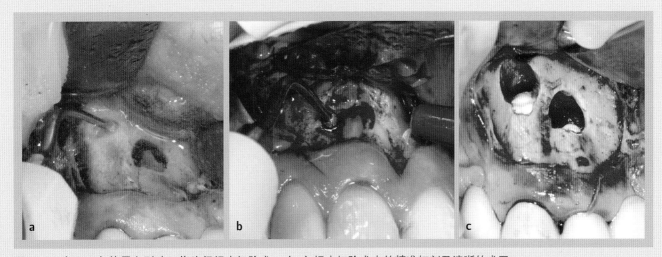

图6.11　（a，b）使用金刚砂工作头行根尖切除术；（c）根尖切除术中的精准切割及清晰的术区。

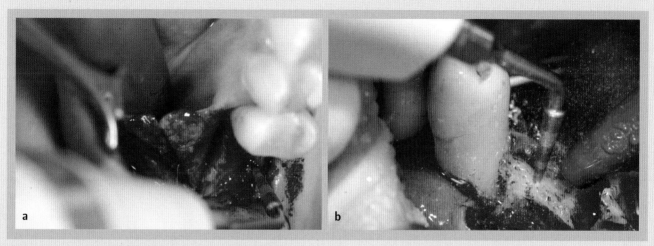

图6.12 （a，b）使用金刚砂工作头进行种植位点预备。

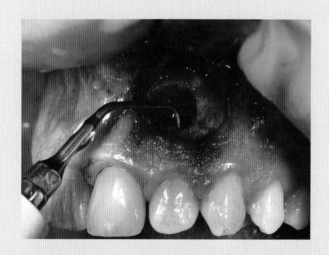

图6.13 超声骨刀用于根尖手术。

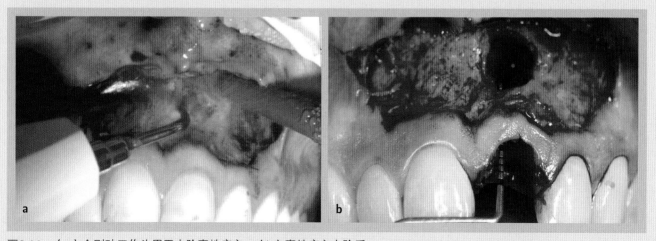

图6.14 （a）金刚砂工作头用于去除囊性病变；（b）囊性病变去除后。

临床病例1

　　一位35岁男性患者，无症状，首次就诊时进行了口腔全景片检查，发现左下颌骨大面积骨吸收溶解影像。通过锥形束计算机断层扫描（CBCT）进一步确定病变范围，发现下颌神经管被推至底部（图6.15）。

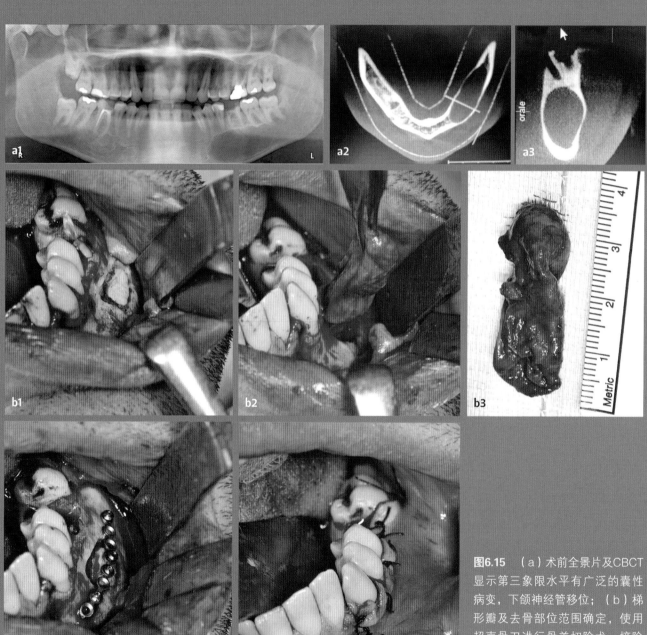

图6.15　（a）术前全景片及CBCT显示第三象限水平有广泛的囊性病变，下颌神经管移位；（b）梯形瓣及去骨部位范围确定，使用超声骨刀进行骨盖切除术，摘除巨大的囊性病变；（c）钛钉钛板复位内固定及单针间断缝合。

临床病例2

　　一位27岁男性患者，几年前被确诊右上颌区牙瘤。影像学结果对比显示，病变体积变大，与上颌窦相连接。通过CBCT扫描显示病变范围较大。我们使用超声骨刀对其进行摘除（图6.16～图6.20）。

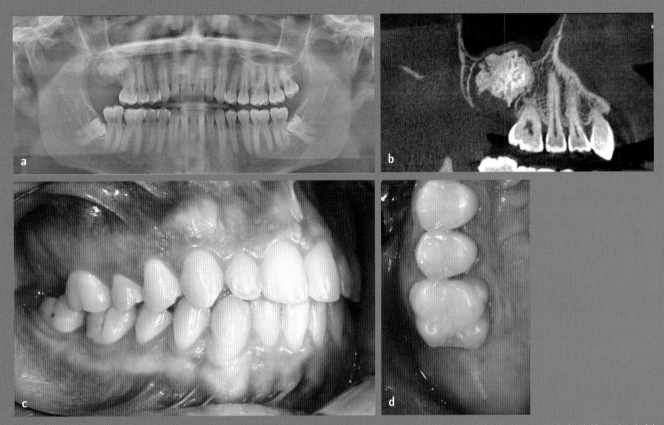

图6.16　（a）术前全景片显示右上颌区有一个高密度肿物；（b）CBCT结果显示病变范围较大，与上颌窦相连接；（c）侧面观；（d）咬合面观。

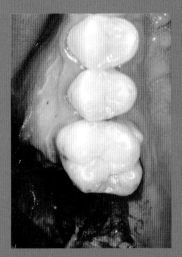

图6.17　使用超声骨刀去除病变，减小手术创伤。

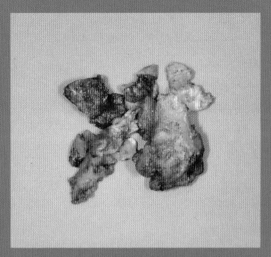

图6.18　摘除的牙瘤。

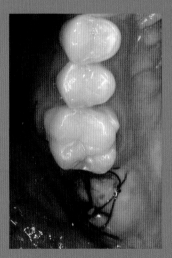

图6.19　间断缝合。

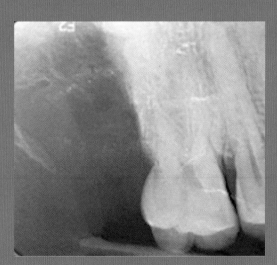

图6.20　术后口内X线片显示高密度牙瘤已清除干净。

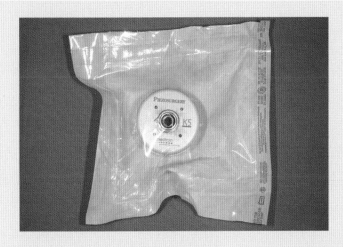

图6.21   用于拧紧工作头的扭矩扳手。

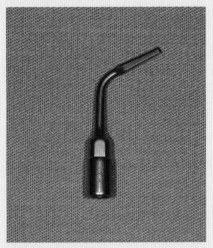

图6.22   拔牙工作头。

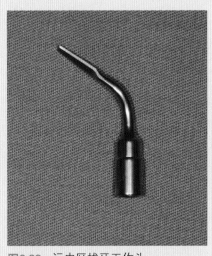

图6.23   远中区拔牙工作头。

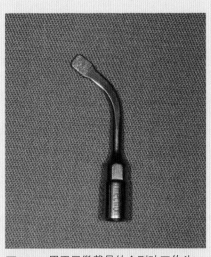

图6.24   用于显微截骨的金刚砂工作头。

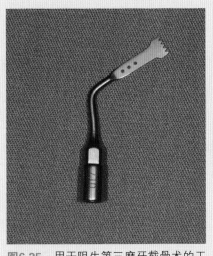

图6.25   用于阻生第三磨牙截骨术的工作头。

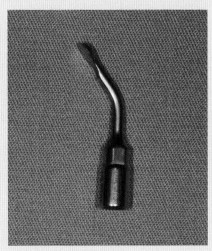

图6.26   骨成形工作头。

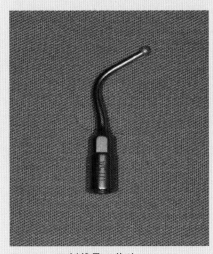

图6.27   无创截骨工作头。

超声骨刀装置

组成如下（见第36～37页，图3.46和图3.47）：

○ 发生器：用于产生能使陶瓷片发生变形的电场

○ 转换器：用于转换能量

○ 两个连接器（用于连接手柄）：可自动识别所连接的手柄

○ 两种不同类型的手柄：一种用于手术，一种用于常规治疗

○ 多个工作头：每个工作头有特定的手术用途

○ 扭矩扳手：用于拧紧手柄上的工作头，以传导能量（图6.21）

○ 两个静音蠕动泵

○ 控制踏板：用于远程设备控制

一般来说，工作头分类如下：

○ 锋利工作头

○ 金刚砂工作头（不同晶粒尺寸）

○ 非切削性平滑工作头，不用于切割

切割工作头表面涂有氮化钛，可提供更大的表面硬度和切割功率。**金刚砂工作头**具有金刚砂表面，可用于较薄骨质或解剖上较脆弱的部位的截骨。其切削效率较低，对组织的创伤比锋利工作头更大。**无创刀头**具有钢质表面，因此没有氮化物覆盖，通常配合低功率在邻近重要的解剖结构（例如膜和神经）时使用（图6.22～图6.27）。

超声骨刀拔牙技术

在牙拔除术中要求尽可能避免损伤牙槽窝，但这通常很难做到，尤其是在牙根粘连的情况下避免大量去骨。

在使用旋力拔牙器械的传统拔牙术中，牙根周围的骨质通常使用钻头去除，尤其是颊侧皮质骨，这种方式破坏性较大，降低了即拔即种的可能性，必须使用再生技术。

在超声骨刀拔除根骨粘连的牙齿时，可以将工作头紧贴牙根表面进行分离，从而即使在颊侧骨壁非常薄的情况下也能保持牙槽骨的完整性（图6.28～图6.33）。

在**外科-正畸联合手术**中，通过使用特殊的超声骨刀暴露埋伏牙的牙冠，可以保留牙冠部釉质的完整性，同时，因出血较少，方便于正畸托槽的粘接。

在**第三磨牙拔除术**中或是拔除断根时，超声骨刀的局部引流作用包括盐水溶液的空化作用都可以减少术区出血，为术者提供最大限度的清晰术野。

传统使用钻头去骨时，需要在手柄上施加2～3kg的压力，操作灵敏性和可控性较差。而使用超声骨刀去骨时仅需约500g的压力，提高了操作的可控性和灵敏性。表6.1列出了使用超声装置的优势。

表6.1　超声装置相较于传统旋力拔牙器械的优势

	超声装置	传统旋力拔牙器械
手术耗时	+	−
张口受限	−	+
疼痛	−	+
肿胀	−	+
硬组织损伤	−	+

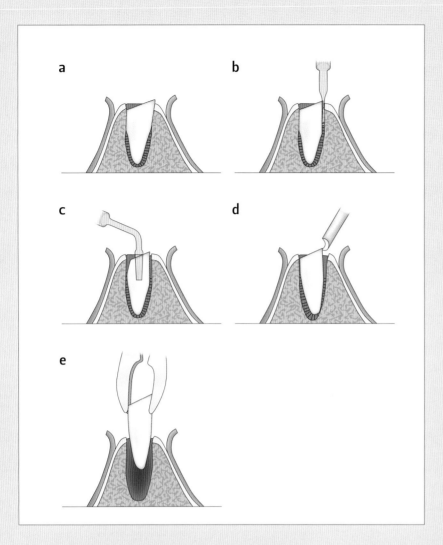

图6.28　（a~e）超声骨刀技术在拔牙中的使用。

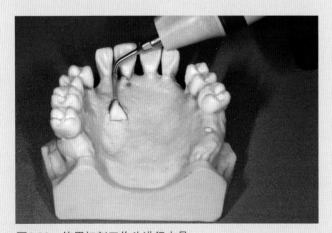

图6.29　使用切割工作头进行去骨。

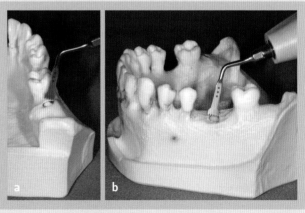

图6.30　（a）使用切割工作头去除埋伏阻生牙表面骨阻力；（b）颊面观。

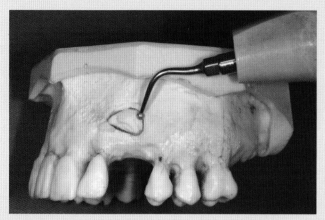

图6.31　使用金刚砂工作头去除埋伏阻生牙表面骨阻力。

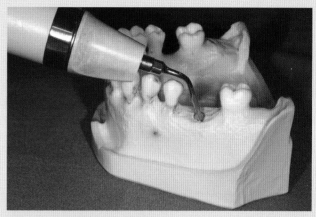

图6.32　远中部位工作头的使用。

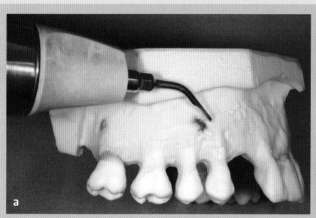
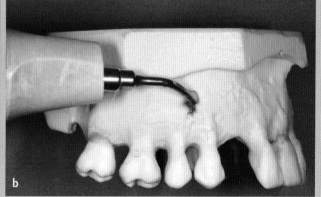

图6.33　（a，b）使用超声工作头进行骨修整。

推荐阅读

BEZIAT JL, BERA JC, LAVANDIER B ET AL. Ultrasonic osteotomy as a new technique in craniomaxillofacial surgery. *Int J Oral Maxillofac Surg* 2007;36:493-500.

CARDARELLI A, GRECHI M, PIRANI F ET AL. Comparison between piezoelectric surgery and surgery with traditional rotating instruments in extractions of the lower third molars. *BAOJ Dentistry* 2018;4:4.

JIANG Q, QIU Y, YANG C ET AL. Piezoelectric versus conventional rotary techniques for impacted third molar extraction. A meta-analysis of randomized controlled trials. *Medicine (Baltimore)* 2015;94(41):e1685.

OIKARINEN K. Postoperative pain after mandibular third molar surgery. *Acta Odontol Scand* 1991;49:7-13.

SRIVASTAVA P, SHETTY P, SHETTY S. Comparison of surgical outcome after impacted third molar surgery using piezotome and the conventional rotary handpiece. *Contemp Clin Dent* 2018;9(Suppl 2):S318-S324.

VERCELLOTTI T. *Piezosurgery. Elementi essenziali. Vantaggi clinici in odontoiatria.* Quintessenza Edizioni, Rho; 2009.

VERCELLOTTI T. Technological characteristics and clinical indications of piezoelectric bone surgery. *Minerva Stomatol* 2004;53(5):207-214.

VERCELLOTTI T, DE PAOLI S, NEVINS M. The piezoelectric bony window osteotomy and sinus membrane elevation: introduction of a new technique for simplification of the sinus augmentation procedure. *Int J Periodontics Restorative Dent* 2001;21:561-567.

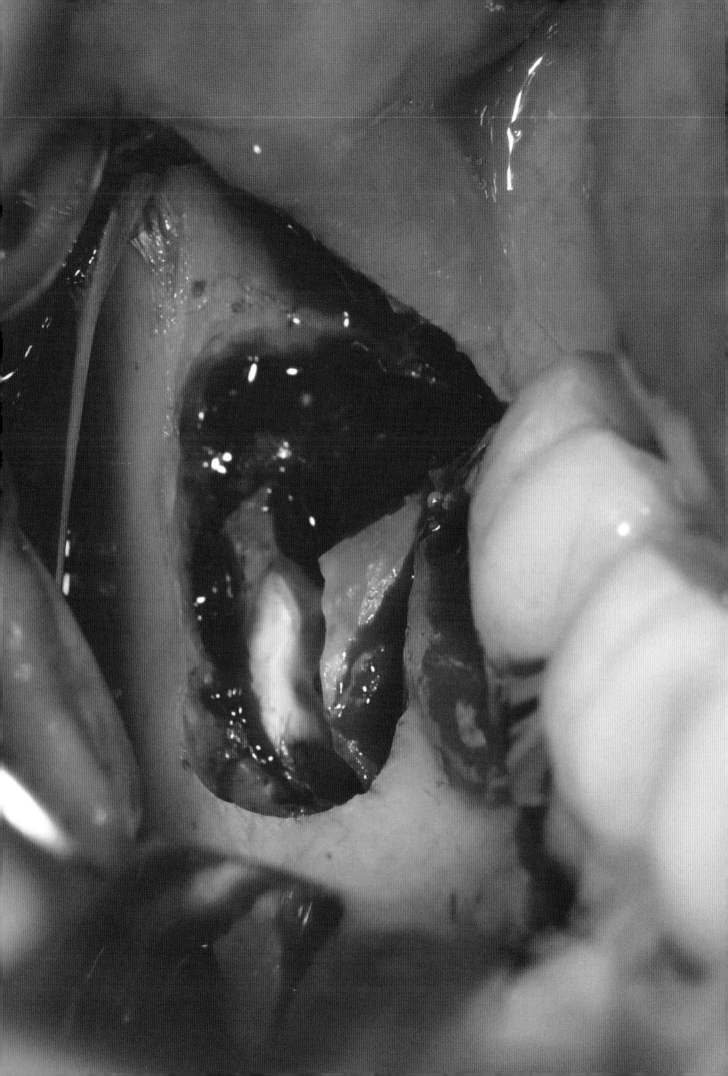

上下颌阻生第三磨牙外科技术
Surgery of impacted upper and lower third molars

前言

第三磨牙牙胚在4~5岁由原始牙板发育而成，在9~10岁开始钙化，在12~15岁形成牙冠。在此期间，牙体长轴逐渐垂直朝向口腔生长，其生长可用空间取决于磨牙后区宽度的大小。在17~21岁萌出于口腔，而牙根在18~25岁完全形成。低位第三磨牙占据磨牙后三角区，并且经常难以沿固有萌出曲线直立（图7.1），因为其生长方向朝向第二磨牙颈部的下方，如果没有这方面的阻力，它也是可以正常萌出于口腔。

牙齿阻生的局部因素

阻生牙的病因主要取决于两方面：局部因素（表7.1）和系统因素（表7.2）。

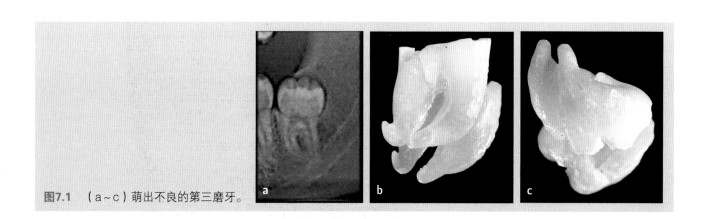

图7.1 （a~c）萌出不良的第三磨牙。

表7.1   牙齿阻生的局部因素

- 乳牙拔除：如果乳牙拔除过早，在恒牙正常生理萌出前2年拔除，则恒牙将会出现迟萌，同时其牙根发育也会缩短
- 乳牙龋坏：如果龋齿没有发展成为根尖周炎，可能仅仅会出现乳牙滞留。如果龋齿发展成为根尖周炎，75%的病例会出现乳牙滞留，25%的病例会出现乳牙过早脱落。如果恒牙上方骨质病理性破坏，则会加速乳牙脱落，同时，根尖周病变会引起骨质吸收，在相应水平上骨阻力降低，可能会引起恒牙的异位萌出
- 牙胚位置不正
- 牙弓空间不足
- 骨质钙化
- 囊性变

表7.2   牙齿阻生的系统因素

- 遗传因素：同卵双胞胎，骨质疏松症，颅骨-锁骨发育不良症（图7.2），常染色体显性遗传
- 内分泌因素：甲状旁腺功能减退症，甲状腺功能减退症和垂体功能减退症

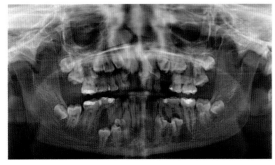

图7.2   颅骨-锁骨发育不良症。

固连牙和阻生牙的区别

固连牙：是指由于一些原因，牙齿未能正常萌出。例如，牙胚形成期间的创伤，引起牙齿位置过深或者发育方向不良。尽管固连牙并不常见，但仍有一定数量的患者存在。

阻生牙：是指因各种阻力而无法正常萌出的牙齿。通常，在其萌出时，邻牙的阻力和空间的不足是其阻生的主要因素。

与阻生牙的相关问题

下面列举了几种最常见的与阻生牙相关的问题。

冠周炎

冠周炎是第三磨牙萌出时最主要的并发症（95%），其可能是急性的，但大多数是慢性的，这是由第三磨牙的解剖特点决定的。第三磨牙的远端常被软组织覆盖，而形成较深的龈袋，有利于细菌的滋生（图7.3和图7.4）。

当厌氧菌侵入到冠周间隙，就会引发牙龈炎症，出现急性的疼痛，疼痛常辐射到耳部，常伴有吞咽困难和牙龈肿痛。急性冠周炎的临床表现包括：面部肿胀、口腔异味、张口困难和局部疼痛。急性期可通过抗生素的应用进行治疗。但其总会发展成慢性期，直至拔除患牙。

冠周炎是导致智齿拔除的主要原因。

冠周炎的并发症

坏死性龈炎

坏死性龈炎是由破坏牙周膜的菌斑引起的，常见原因为不良口腔卫生习惯、吸烟和压力增大等。其发病往往是急性的，可以引起相应淋巴结肿大。

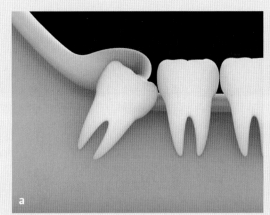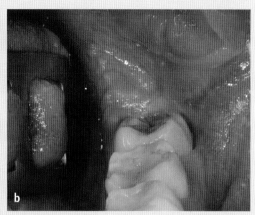

图7.3　（a，b）冠周炎。

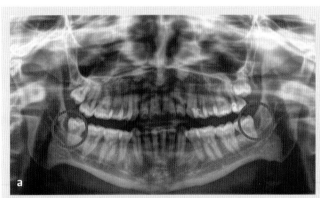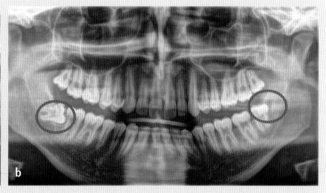

图7.4　（a，b）冠周炎的全景片。

张口受限

张口受限是由炎症引起的，当炎症侵及附着于下颌骨的肌肉（颞肌、咬肌和翼内肌），张口度会非常的有限，因此在进行拔牙手术前，抗生素的应用是必要的。

感染扩散到其他区域

冠周炎可能是引起其他区域感染的来源：胸腔、唾液腺、眶周、颅内（图7.5）。

这是一种很严重的炎症进展，虽然很少见，但是感染的扩散，在颌面颈部区域，就像路德维希咽峡炎，通过血液（脓毒血症）将感染物质传播到其他器官，造成严重的后果，影响患者的身体健康。

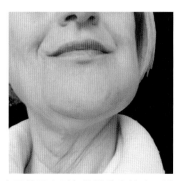

图7.5　第三磨牙的阻生引起的脓肿合并张口受限。

引起邻牙的牙周问题

位于阻生牙附近的牙齿特别容易发生牙周疾病，因为牙周间隙是厌氧菌滋生的理想环境，从而导致牙周炎（图7.6）。

龋病

龋病常发生在阻生牙或部分阻生牙及其相邻牙齿（图7.7～图7.9）。相关发病率为3%～15%。

正畸相关问题

前牙区的拥挤可能与智齿存在无关。但是其本质上是因为在上颌牙弓停止发育后，下颌牙弓进一步发育引起的（图7.10和图7.11）。

因此，拔除智齿并不是为了防止牙列拥挤或减轻拥挤。相反，拔除智齿后，可能会使得下颌磨牙向远中移位。

修复相关问题

无论是活动义齿修复，或者固定义齿修复，缺牙区的阻生牙应该在修复前拔除（图7.12～图7.16）。

牙源性囊肿

牙源性囊肿可能是由于牙囊形成的，但也可能是由于牙齿本身引起的（图7.17）。

牙源性肿瘤

一些牙源性肿瘤可能来源于阻生牙，比如成釉细胞瘤（图7.18）。

表7.3所示为拔除第三磨牙的适应证和禁忌证。

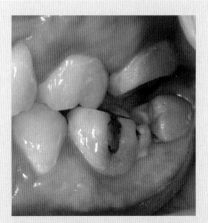

图7.6　牙周病。

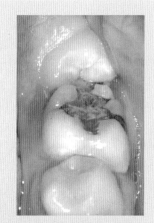

图7.7　第三磨牙龋齿。

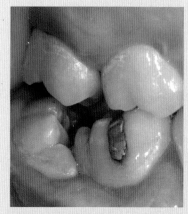

图7.8　第三磨牙阻生引起的龋坏。

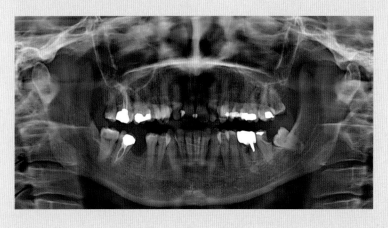

图7.9　低位近中阻生的第三磨牙引起的左侧第二磨牙龋坏。

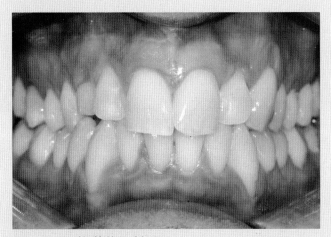

图7.10　牙列拥挤的正畸问题。

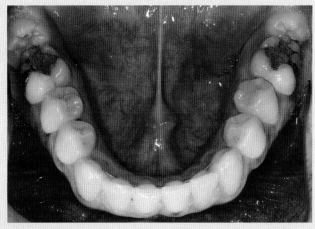

图7.11　牙弓空间不足导致的第三磨牙阻生。

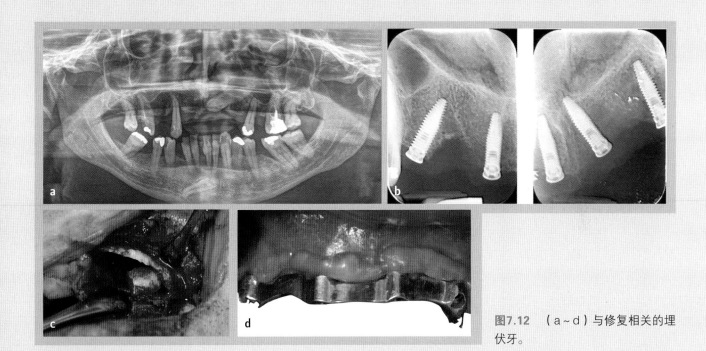

图7.12　（a~d）与修复相关的埋伏牙。

图7.13　（a，b）与修复相关的埋伏牙。

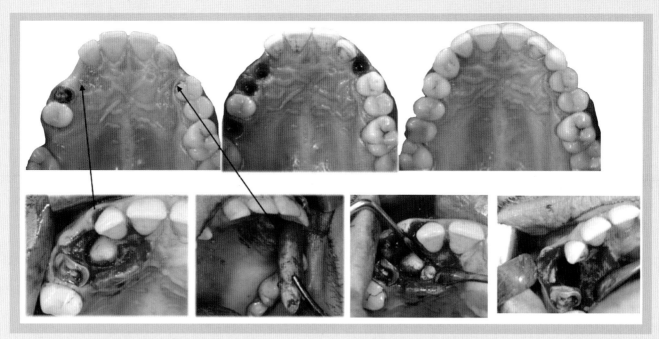

图7.14　埋伏牙拔除，进行种植修复。

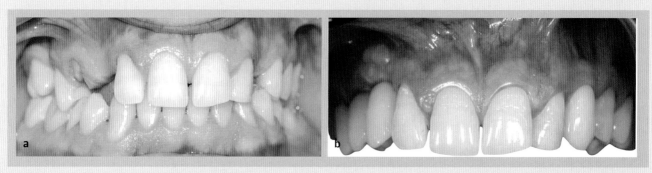

图7.15　（a，b）术前情况与最终修复美学效果对比。

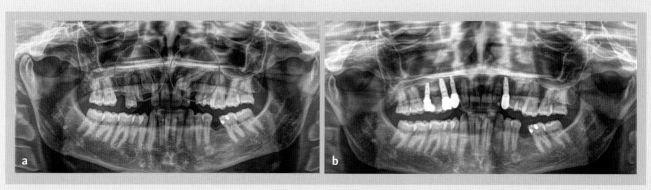

图7.16　（a，b）种植前后X线片。

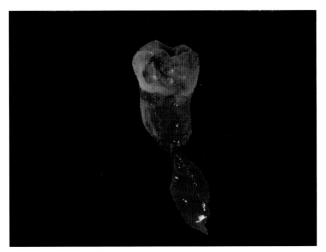

图7.17　牙源性囊肿。

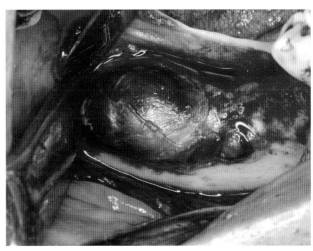

图7.18　与第三磨牙相关的良性病变。

表7.3　拔除第三磨牙的适应证和禁忌证

适应证	禁忌证
·**治疗需求**：所有可能引起冠周炎或者已经形成冠周炎的病例	·**相对禁忌证**：与患者的全身情况有关（图7.19）。在这种情况下，需要评估患者的全身情况。可能需要在医院的手术室，在全身麻醉下进行手术，以尽量减少可能危及生命的并发症的发生
·**治疗规划**：为其他治疗做准备。当患牙的位置影响其他牙齿治疗时（正畸治疗）	·**禁忌证**：这与患者的依从性差和口腔操作空间有限有关。这种情况下有必要使用麻醉辅助手术（清醒镇静或全身麻醉）
·**预防性拔除**：为了减少未来可能出现的损失及风险。但要注意在无临床症状或损伤（损伤大于受益）时，不得实施手术	

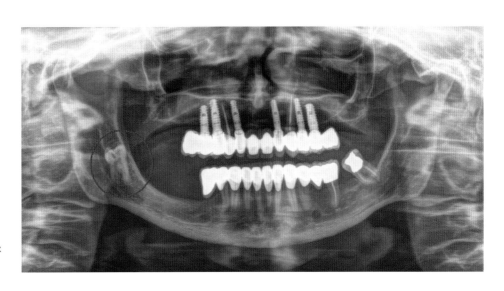

图7.19　拔除第三磨牙的禁忌证。

下颌第三磨牙的拔除

垂直位拔除

通常，牙齿萌出到殆平面时，近中牙尖暴露，而牙冠的远中部分常常在下颌骨支处阻生。

如表7.4所示，可以根据牙齿的垂直轴与水平轴，确定其与颌骨的位置关系，进行牙齿拔除的**难度分类**。图7.20显示上下颌磨牙的解剖学变异。

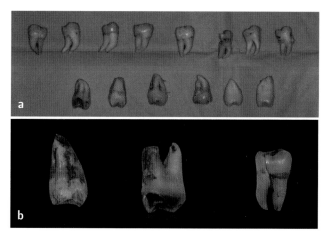

图7.20　（a，b）上下颌第三磨牙的解剖学变异。

表7.4　垂直低位第三磨牙拔除的难度分类

垂直轴	水平轴
· **A类**：牙齿排列在牙弓上，其咬合面与第二磨牙在同一水平	· **I类**：第二磨牙与升支之间有足够的空间，如果没有根端阻力，可以用牙钳直接拔除
· **B类**：智齿的咬合面靠近第二磨牙的釉牙骨质界处	· **II类**：由于第二磨牙与升支之间的空间减小，暴露远中牙槽嵴，解除牙冠阻力是必不可少的。牙齿的脱位可以通过放置在根分叉处的牙挺来完成。在大多数情况下，根端是融合的，如果在远中根弯曲较大的情况下，分冠有利于牙齿脱位
· **C类**：智齿的咬合面位于第二磨牙的釉牙骨质界以下的	· **III类**：第三磨牙的牙冠位于下颌支内

外科技术

1 软组织**切口**（三角瓣）。

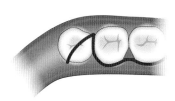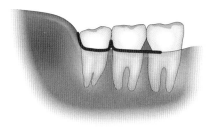

咬合面观　　　　　　　　　侧面观

垂直第三磨牙三角瓣，龈乳头用蓝色显示。第三磨牙与第二磨牙之间的牙龈沟内切口，第二磨牙与第一磨牙之间的龈乳头底部的水平切口。

2 **去除**牙冠远中牙槽嵴。

3 **冠周去骨，**以显露牙冠外形高点，对于埋伏较深的牙齿，可能需要去除更多的骨。

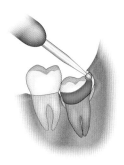

垂直第三磨牙的冠周去骨。

4 **分牙术：**根分叉大时分根时沿牙齿长轴进行，融合根时斜行分牙，取出远中部分需要借助直挺或弯挺，支点放在牙槽嵴顶才可以挺松拔除。

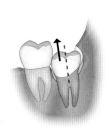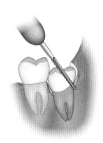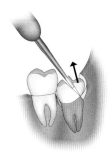

垂直第三磨牙分根拔除。　垂直位第三磨牙牙冠远中切除。　去除垂直位第三磨牙牙冠远中部分。

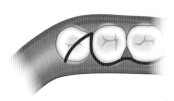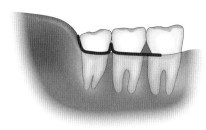

垂直位第三磨牙三角瓣。

接下页

接上页

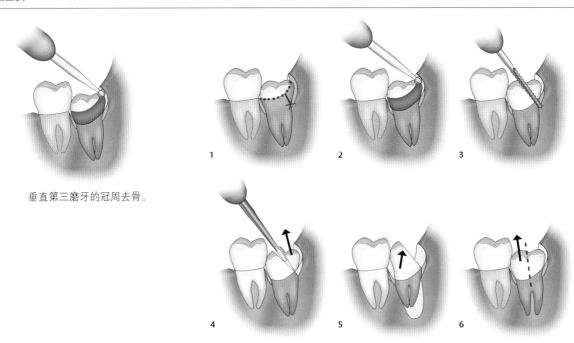

垂直第三磨牙的冠周去骨。

1. 通过釉牙骨质界进行阻生深度评估；2. 利用直柄超声工作头去除远中及冠周牙槽骨；3. 利用裂钻向牙齿阻生深处进行切割；4. 利用直挺折断去除牙冠碎片；5. 以近中颊角骨质做支点用直挺挺松牙齿；6. 如有分根的指证，分牙线直达根分叉处。

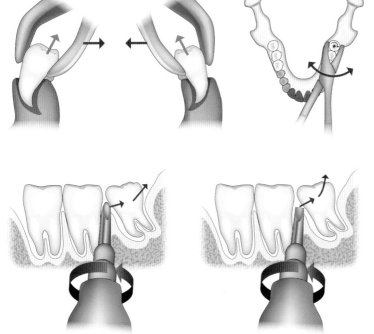

拔除第三磨牙牙钳的正确使用方式。

正常位置的第三磨牙脱位方向。

临床病例1

左下第三磨牙的拔除，可见明显的冠部折裂，因此无法保留，且需分根后拔除（图7.21~图7.28）。

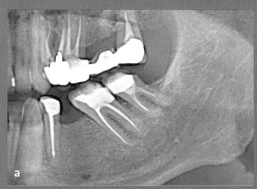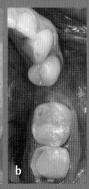

图7.21　（a）术前全景片；（b）口内情况，咬合面观。

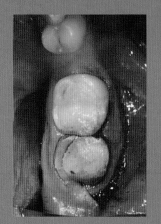

图7.22　沟内切口松解远中。

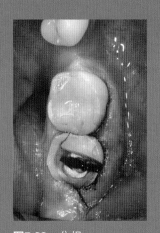

图7.23　分根。

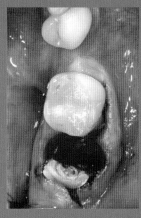

图7.24　牙齿脱位。

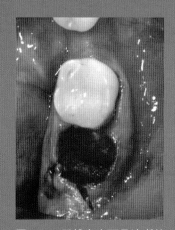

图7.25　牙槽窝内可见清晰的牙槽中隔。

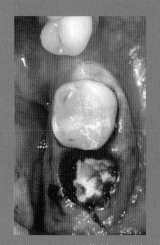

图7.26　可吸收性明胶海绵充填拔牙窝。

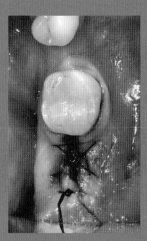

图7.27　8字缝合。

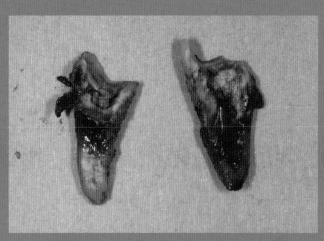

图7.28　分根后拔除的两个的牙根。

临床病例2

引起冠周炎的左下第三磨牙的拔除。根部解剖结构利于拔除，无须分牙（图7.29～图7.36）。

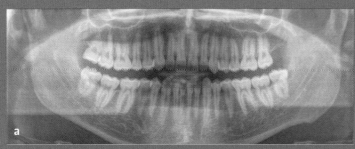 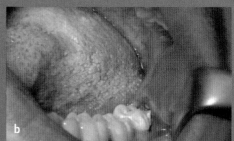

图7.29　（a）术前全景片；（b）术前口内情况：38萌出不全。

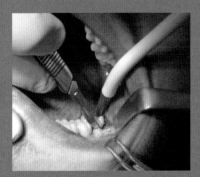 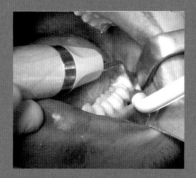 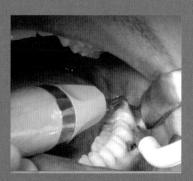

图7.30　沟内切口。　　图7.31　超声装置去骨（见97页第3点）。　　图7.32　超声骨刀的使用。

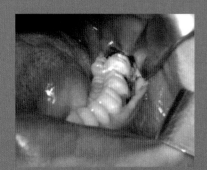 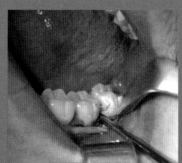

图7.33　去骨完成。　　图7.34　直挺脱位。

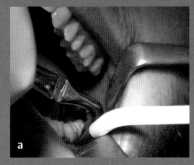 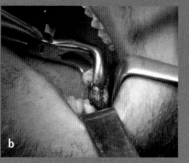 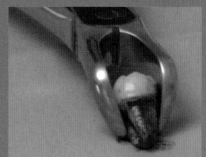

图7.35　使用下颌第三磨牙牙钳拔出38。　　图7.36　牙钳夹持拔除的患牙。

临床病例3

左下第三磨牙萌出不全及轻度埋伏阻生。观其根部解剖结构，必须分根后拔除（图7.37～图7.42）。

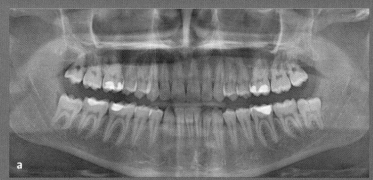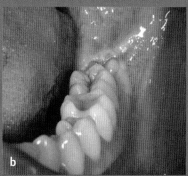

图7.37 （a）术前全景片；（b）术前口内情况：萌出不全的左下第三磨牙。

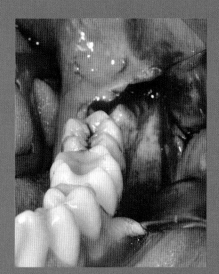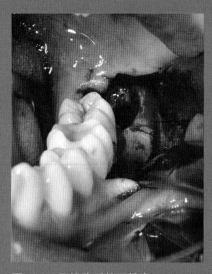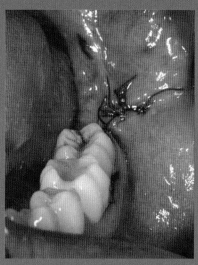

图7.38 三角瓣暴露皮质骨。　　　　**图7.39** 牙拔除后的牙槽窝。　　　　**图7.40** 可吸收缝线间断缝合。

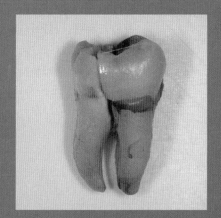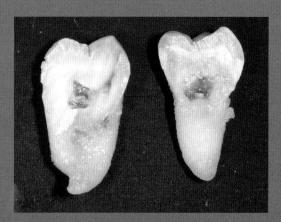

图7.41 分牙后分块拔除。　　　　**图7.42** 分根。

临床病例4

双侧下颌轻度阻生第三磨牙的拔除（图7.43～图7.45）。

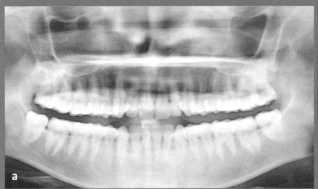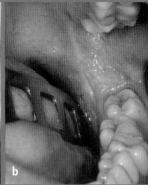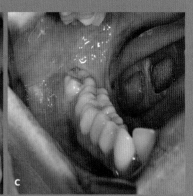

图7.43　（a）术前全景片；（b）左下第三磨牙的术前临床情况；（c）右下第三磨牙的术前临床情况。

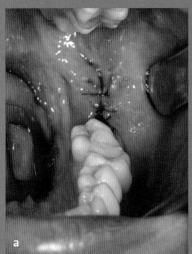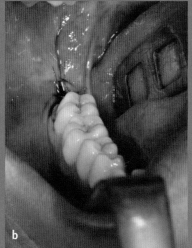

图7.44　（a）左下第三磨牙处使用可吸收缝线间断缝合创口；（b）右下第三磨牙处使用可吸收缝线间断缝合创口。

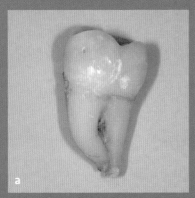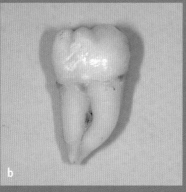

图7.45　（a）拔除的左下第三磨牙；（b）拔除的右下第三磨牙。

临床病例5

　　左下颌第三磨牙的拔除，其牙冠向其远中的下颌支倾斜，因此为了减少去骨量并促进脱位，需去除远中牙冠（图7.46～图7.50）。

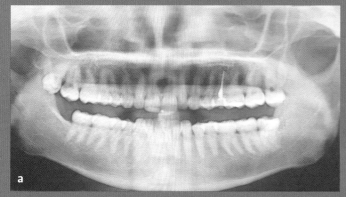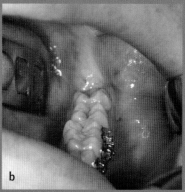

图7.46　（a）术前全景片；（b）左下第三磨牙的术前口内情况。

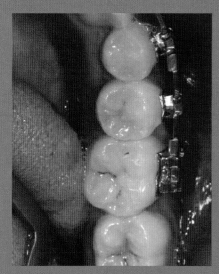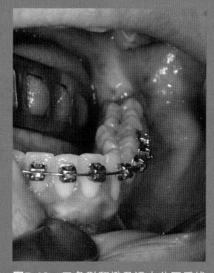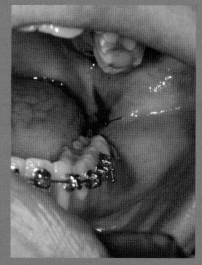

图7.47　左下第三磨牙术前咬合面观。　**图7.48**　三角形翻瓣及远中分冠后拔除左下第三磨牙。　**图7.49**　可吸收缝线间断缝合。

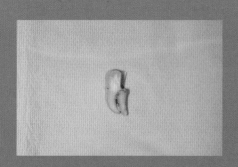

图7.50　远中截冠后拔除的左下第三磨牙。

临床病例6

轻度阻生的双侧下颌第三磨牙的拔除（图7.51~图7.53）。

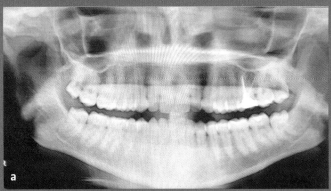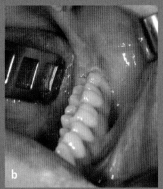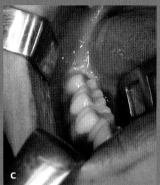

图7.51 （a）术前全景片；（b）左下第三磨牙的术前口内情况；（c）右下第三磨牙的术前口内情况。

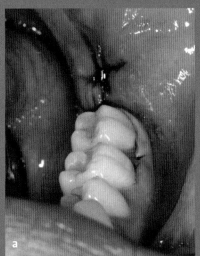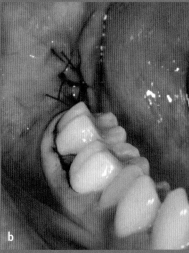

图7.52 （a）左下第三磨牙间断缝合；（b）右下第三磨牙间断缝合。

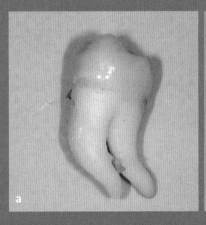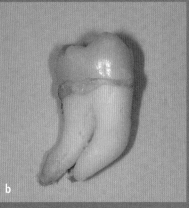

图7.53 （a）左下第三磨牙根部解剖形态；（b）右下第三磨牙根部解剖形态。

临床病例7

轻度阻生的左下第三磨牙及左上第三磨牙的拔除（图7.54～图7.56）。

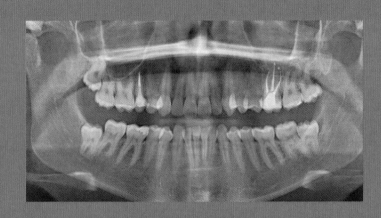

图7.54　术前全景片。左下第三磨牙的手术拔除。

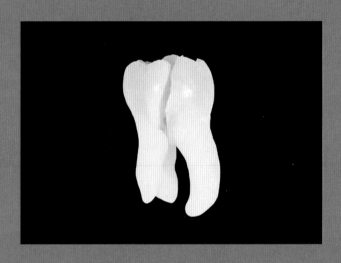

图7.55　分根后拔除的左下第三磨牙。

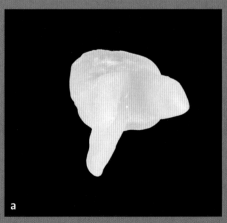

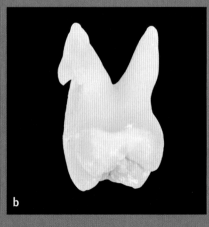

图7.56　（a，b）左上第三磨牙的牙根解剖形态。

近中阻生牙的拔除

简单拔除（图7.57和图7.58）

近中阻生的第三磨牙如果无须去骨或只需少量去骨，则通常比较容易拔除。有以下特征：

- 阻生牙的牙冠与第二磨牙的牙冠在萌出同一高度
- 近中倾斜不明显
- 牙冠无远中骨阻力
- 融合根或短根（否则需要分根）
- 牙根远离下牙槽神经

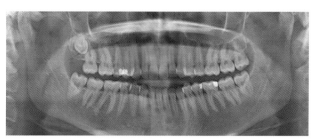

图7.57　术前全景片。

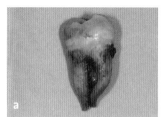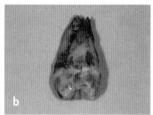

图7.58　（a）拔除的左下第三磨牙；（b）拔除的左上第三磨牙。

外科技术

拔牙前应检查远中牙槽骨，若冠部存在骨阻力，必须去除远中牙冠，以便剩余牙体向远中脱位。

1 软组织**切口**（三角瓣）。

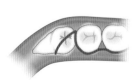

瓣咬合面观　　　　瓣侧面观

三角瓣：蓝色部分为龈乳头，水平切口在第一、第二磨牙之间、龈乳头基底部。

2 **冠周去骨**，以暴露外形高点。对于埋伏较深的牙，需要进行更大范围的去骨，以解除冠部阻力。

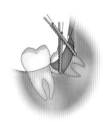

近中阻生第三磨牙的冠周去骨。

3 分牙

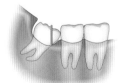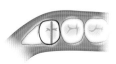　　　　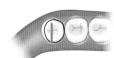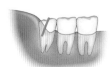

近中阻生第三磨牙的近中分牙。　　　　近中阻生第三磨牙的远中分牙。

复杂拔除病例

当阻生第三磨牙牙冠近中倾斜并卡在第二磨牙远中冠部下方时，即其与第二磨牙的冠根均接触时，需多次分块拔除。

外科技术

1 **切口**及软组织分离（三角瓣）。

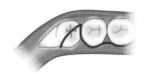 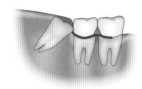

瓣咬合面观　　　　　　　瓣侧面观

三角瓣。蓝色部分为龈乳头，水平切口在第一、第二磨牙间龈乳头的基底部。

2 **去骨**。使用超声骨刀完全暴露咬合面，以暴露外形高点，使牙挺能够插入牙颈部。

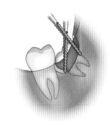

近中倾斜第三磨牙的冠周去骨。

3 **分牙**。

1. 若牙根分开且近中倾斜不明显，应垂直于咬合面进行分牙。

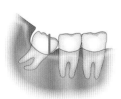

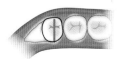

近中倾斜第三磨牙的近中分牙。

2. 中度近中倾斜时，建议截除远中牙冠，因为远中牙槽骨比较薄弱。

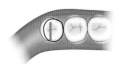

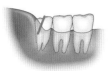

近中倾斜第三磨牙的远中分牙。

3. 若为重度近中倾斜，必须先去除近中牙冠，从安全的近中前庭处开始。如果依然无法脱位，则可能需要去除远中冠部。

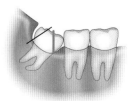

先去除近中冠部，必要时还可以再去除远中冠角。

临床病例8

一例中位埋伏阻生的左下第三磨牙的拔除（图7.59～图7.73）。

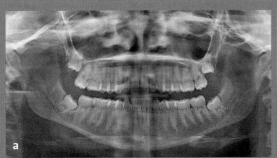
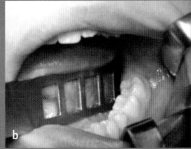

图7.59　（a）术前全景片；（b）术前口内情况：左下第三磨牙近中倾斜。

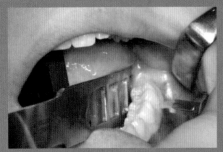

图7.60　切口位于左下第一磨牙和左下第二磨牙之间龈乳头基底部。

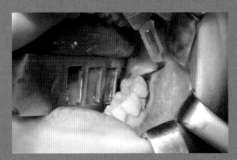

图7.61　远中减张切口。

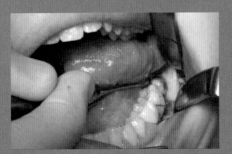

图7.62　暴露骨结构：直视近中的左下第三磨牙。

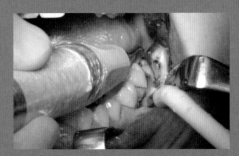

图7.63　超声骨刀去骨。

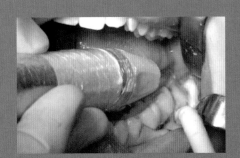

图7.64　工作中的超声骨刀。

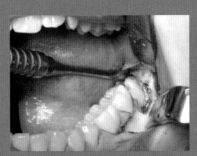

图7.65　去骨完成。

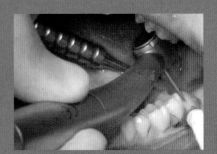

图7.66　分牙：涡轮机分离近中冠部。

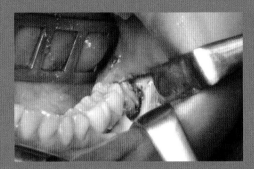

图7.67 分冠完成。

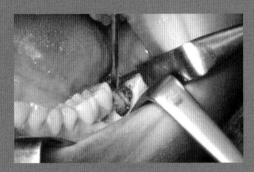

图7.68 折断远中冠部。

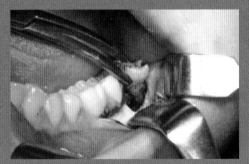

图7.69 取出近中冠部。

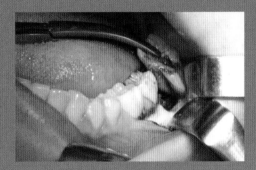

图7.70 左下第三磨牙脱位。

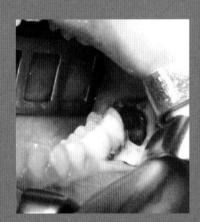

图7.71 牙拔除后的拔牙窝。

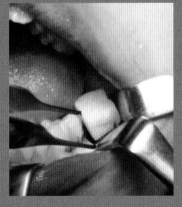

图7.72 可吸收性明胶海绵充填拔牙窝。

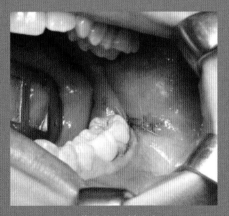

图7.73 可吸收缝线间断缝合。

临床病例9

低位埋伏的左下第三磨牙的拔除，根尖邻近下颌管（图7.74～图7.91）。

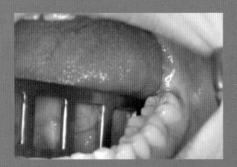

图7.74   左下第三磨牙完全埋伏。

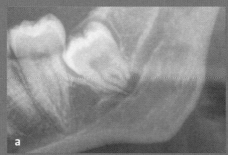

图7.75   （a，b）术前全景片及CBCT显示其与下颌神经管紧贴。

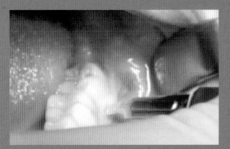

图7.76   切口位于左下第一磨牙和左下第二磨牙间龈乳头底部。

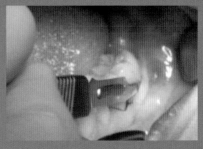

图7.77   左下第三磨牙冠周沟内切口。

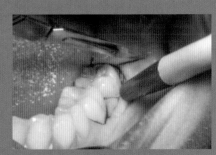

图7.78   向远中骨面做减张切口。

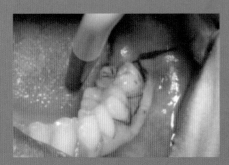

图7.79   制备三角瓣。

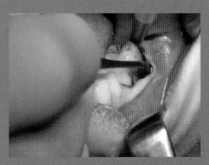

图7.80   全厚瓣翻开。

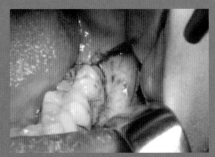

图7.81   暴露皮质骨。

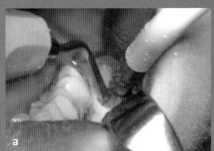

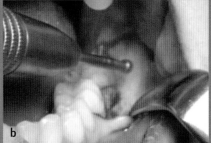

图7.82   （a）超声骨刀去骨；（b）直机头去骨。

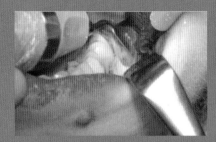

图7.83　超声骨刀扩大去骨窗。

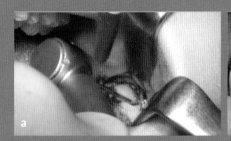

图7.84　（a）用涡轮机在冠中部分割；（b）去骨后暴露埋伏牙。

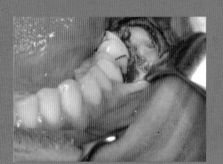

图7.85　近中分牙后的牙冠。

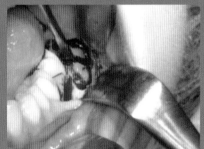

图7.86　直挺折断远中冠部。

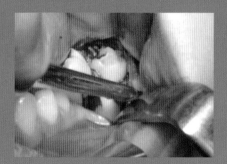

图7.87　弯挺脱位。

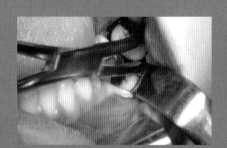

图7.88　Klemmer钳完全脱位牙齿。

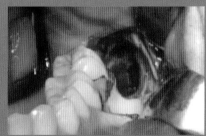

图7.89　牙拔除后的拔牙窝。

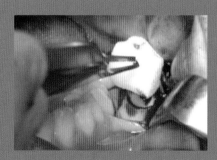

图7.90　可吸收性明胶海绵填塞拔牙窝。

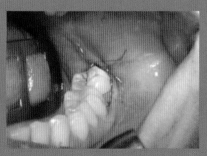

图7.91　可吸收缝线间断缝合。

临床病例10

一例中位埋伏右下第三磨牙的拔除，牙根邻近下颌管（图7.92 ~ 图7.107）。

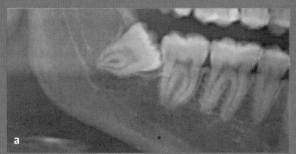 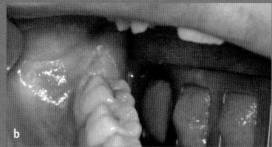

图7.92　（a）术前全景片显示右下第三磨牙近中埋伏阻生；（b）术前口内情况。

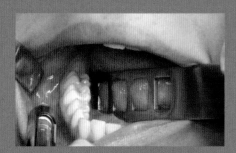 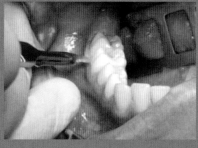 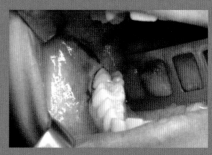

图7.93　颊神经麻醉。　　图7.94　切口位于右下第一磨牙和右下第二磨牙间龈乳头底部。　　图7.95　制备三角瓣。

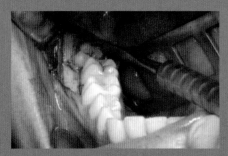 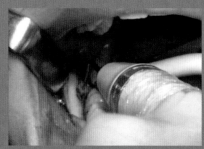 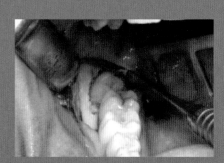

图7.96　暴露骨面及近中倾斜的第三磨牙。　　图7.97　超声骨刀去骨。　　图7.98　去骨完成。

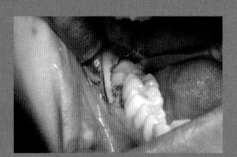 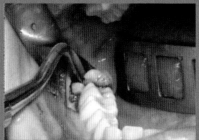 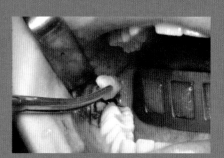

图7.99　分冠：分离远中冠部。　　图7.100　去除远中冠部。　　图7.101　取出的冠部碎片。

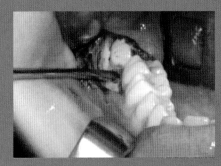

图7.102　使用直挺向远中脱位。

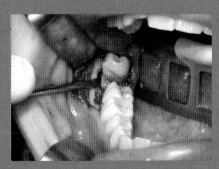

图7.103　牙脱位。

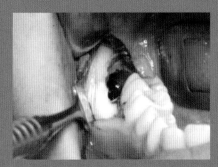

图7.104　牙拔除后的牙槽窝。

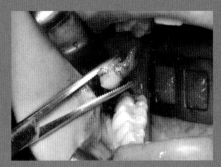

图7.105　取出的右下第三磨牙。

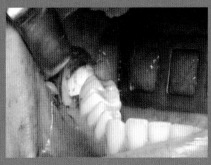

图7.106　可吸收性明胶海绵填塞拔牙窝。

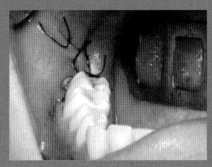

图7.107　丝线间断缝合。

水平位远中错位阻生第三磨牙的拔除

　　无论埋伏深度如何，这类阻生牙的手术操作方法基本相同。

外科技术

1️⃣ 切口及软组织分离。可暴露颊侧及舌侧牙槽嵴，从而防止软组织在分牙过程中受损（三角瓣）。

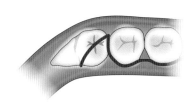

水平位智齿的三角瓣。
蓝色部分为龈乳头。第二、第三磨牙间做沟内切口。第一、第二磨牙间龈乳头基底部做水平切口。

2️⃣ 远中去骨。采用超声骨刀和直机及长柄球钻结合的混合技术，以暴露磨牙远中区。

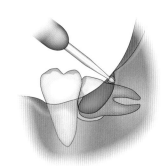

水平位第三磨牙的远中去骨。

3️⃣ 冠周去骨。使用超声骨刀去除冠周骨组织以暴露外形高点。

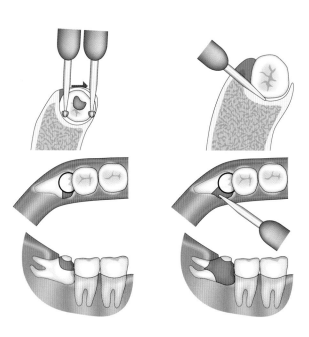

冠周去骨。

4 分冠。截开部位在最大冠周径和釉牙骨质界之间；使用金刚砂车针截开牙体，车针朝向第二磨牙牙根方向，使截开的牙体碎片头大底小，容易脱位。切割深度达牙冠整个高度，牙体舌侧部分可以不完全截开，而是使用牙挺破开。

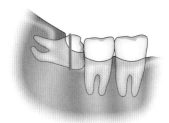

水平位智齿的分牙。

5 分根。若牙根解剖形态有利（单根或融合根），可以使用直挺沿第二磨牙方向挺出牙根。若是多根且根分叉较大，必须使用直机及裂钻进行分根，并用直挺分别取出。

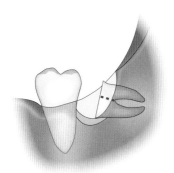

水平阻生第三磨牙的分根。

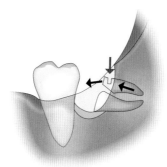

水平阻生第三磨牙远中根的脱位。

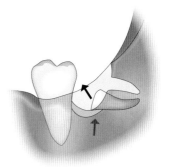

水平阻生第三磨牙近中根的脱位。

6 缝线间断缝合。

临床病例11

一例低位埋伏左下第三磨牙的拔除，根部解剖结构复杂（三根）（图7.108～图7.113）。

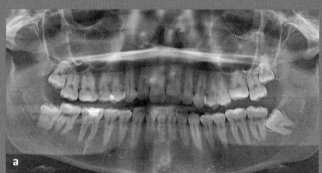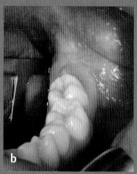

图7.108 （a）术前全景片；（b）术前口内情况：近中埋伏阻生的左下第三磨牙。

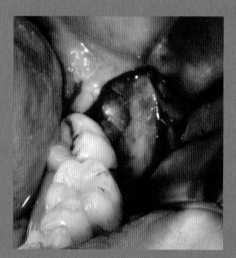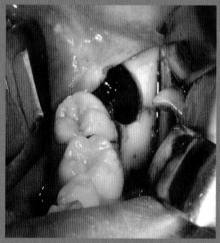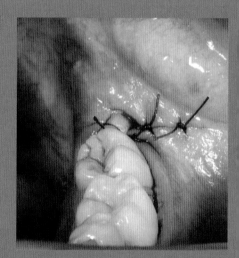

图7.109 三角瓣暴露骨面。   **图7.110** 牙齿拔除后的牙槽窝。   **图7.111** 可吸收缝线间断缝合。

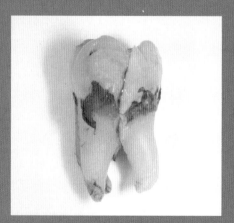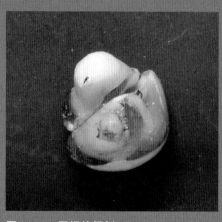

图7.112 分根后拔除的牙齿。   **图7.113** 牙根的解剖。

临床病例12

　　一例中位埋伏且水平阻生的左下第三磨牙的拔除。通过在实验阶段使用富血小板血浆（PRP），评估拔牙后软硬组织的愈合效果（图7.114~图7.124）。

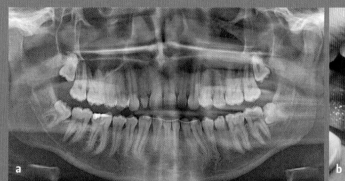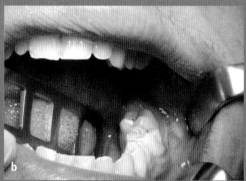

图7.114　（a）术前全景片；（b）术前口内情况：水平埋伏阻生的左下第三磨牙。

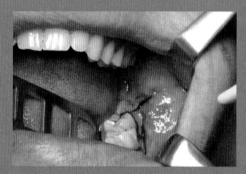

图7.115　制备三角瓣。

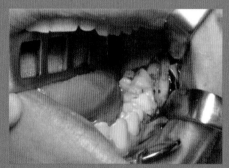

图7.116　暴露骨面及第三磨牙牙冠。

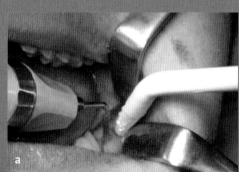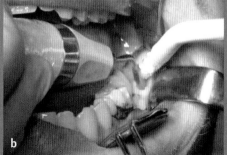

图7.117　（a）超声骨刀去骨；（b）工作中的超声骨刀。

接下页

接上页

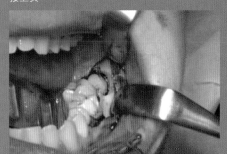

图7.118　去骨完成。

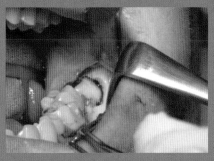

图7.119　分牙：切割线位于最大冠周径和釉牙骨质界之间。

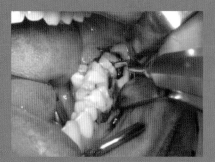

图7.120　使用直挺折断冠部。

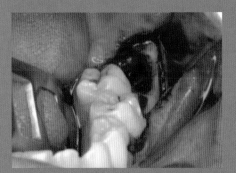

图7.121　牙齿拔除后的牙槽窝。

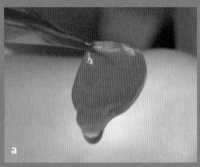

图7.122　（a）采集患者血液制备PRP膜；（b）PRP膜充填牙槽窝。

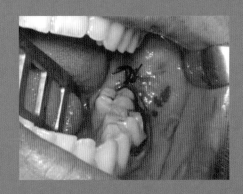

图7.123　丝线间断缝合。

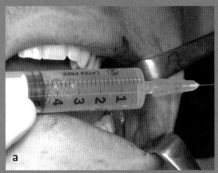

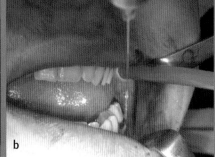

图7.124　（a）富血小板纤维蛋白（PRF）；（b）用PRF冲洗创口以促进愈合。

远中位阻生下颌第三磨牙的拔除

第三磨牙远中位阻生仅占阻生牙的2%~5%，但其拔除比较容易：

- 牙根向第二磨牙牙根方向生长，导致牙体远中向错位
- 牙冠朝向下颌升支，因此需去除部分远中骨组织及远中冠部

外科技术

1 软组织切口。以完整暴露牙冠咬合面（三角瓣）。

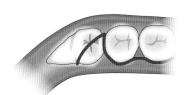

远中阻生第三磨牙的三角瓣。蓝色部分为龈乳头。沟内切口位于第二、第三磨牙之间，水平切口位于第一、第二磨牙间龈乳头基底部。

2 去骨。若骨组织完全覆盖远中边缘嵴，需使用超声骨刀去除远中牙槽嵴。

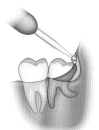

远中阻生第三磨牙的去骨。

3 分牙。使用高速涡轮机配合金刚砂车针斜向切开远中冠部，利于脱位。

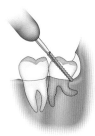

远中阻生第三磨牙的远中分牙。

4 分根。多根且根分叉较大时必须进行分根，使用弯挺以颊侧牙槽嵴为支点，先拔除近中根，再拔除远中根。

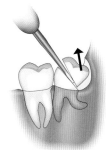

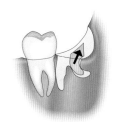

折断远中冠部。　分根。　远中根脱位。

5 间断缝合。

临床病例13

一例中位埋伏、水平阻生的左下第三磨牙的拔除。根据根部解剖形态，需要使用直机进行分根（图7.125~图7.135）。

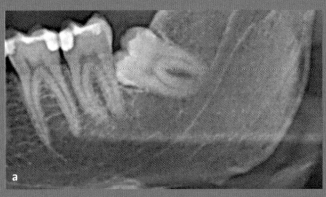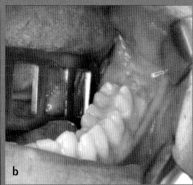

图7.125 （a）术前全景片：38水平阻生；（b）术前口内情况。

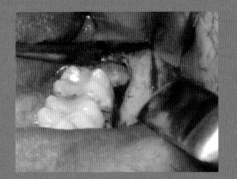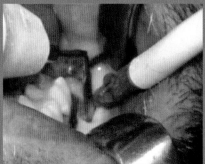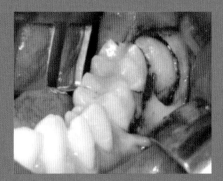

图7.126 三角瓣暴露骨面。 **图7.127** 超声骨刀去骨。 **图7.128** 去骨完成。

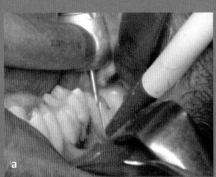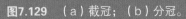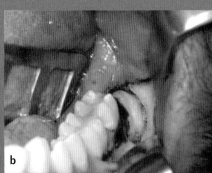

图7.129 （a）截冠；（b）分冠。

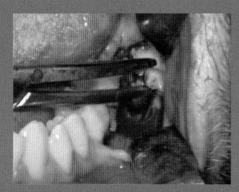

图7.130 去除冠部。

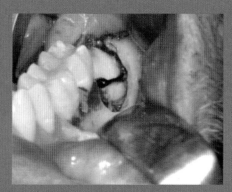

图7.131 分根。

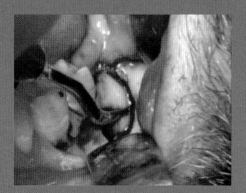

图7.132 直挺使牙根脱位。

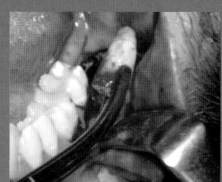

图7.133 分根后拔除牙根。

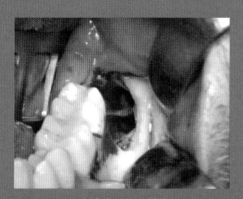

图7.134 牙齿拔除后的牙槽窝。

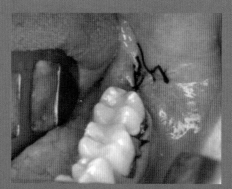

图7.135 间断缝合。

上颌第三磨牙的拔除

上颌第三磨牙埋伏越深，越难拔除。其拔除难度还因其牙体长轴与第二磨牙牙体长轴关系（垂直、近中水平或远中水平）而有所不同。总之，完整拔除患牙十分困难，需注意避免以下情况的发生：

- 上颌窦移位
- 翼腭窝移位
- 上颌结节骨折
- 根折

外科技术

1 磨牙远中切口。使用12/15号刀片从翼上颌皱襞切至第二磨牙远中。为获得更大视野，可向近中做沟内切口至第二前磨牙远中。

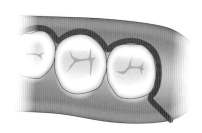

上颌第三磨牙翻瓣时，沟内切口必须达第二前磨牙处，以获得更大视野。

2 深度埋伏。为进一步分离软组织，可在前磨牙至磨牙区用15号刀片向前庭沟底做垂直松解切口（**三角瓣**）。

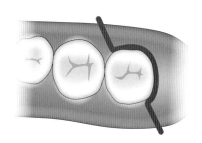

上颌第三磨牙深度埋伏，近中垂直松解切口。

3 去骨。在必须去除冠部骨阻力的情况下，去骨量必须足够大，防止过度操作导致根折、上颌结节骨折和根尖移位。由于阻生上颌第三磨牙视野差且操作困难，使用超声骨刀可以最大限度地降低手术风险。

4 脱位。上颌第三磨牙不可能向根方或远中脱位，只能𬌗向脱出。可以使用直挺在第二磨牙和第三磨牙间挺出患牙，或使用上颌第三磨牙专用牙钳。

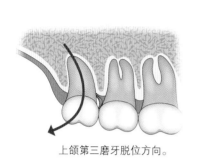

上颌第三磨牙脱位方向。

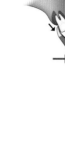

上颌第三磨牙专用牙钳的正确用法。

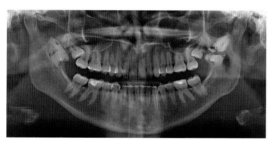

近中倾斜28的脱位。必须分冠以利于拔除。

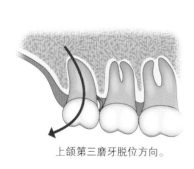

上颌第三磨牙脱位方向。

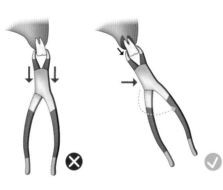

上颌第三磨牙专用牙钳的正确用法。

5 缝合。缝合龈瓣近中，关闭垂直切口。以两针间断缝合关闭远中切口。

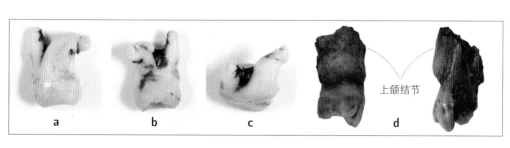

a　　b　　c　　上颌结节　　d

上颌第三磨牙解剖细节。

临床病例14

右下第三磨牙的拔除，可见患牙远中倾斜、低位埋伏且伴囊性病损（图7.136～图7.148）。

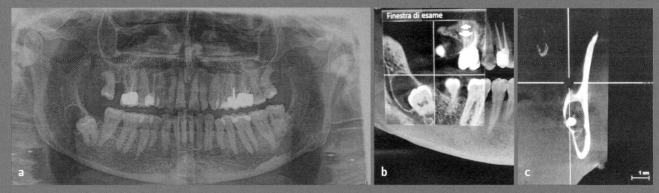

图7.136　（a）术前全景线片；（b）通过CBCT了解患牙与下颌神经管的关系；（c）CBCT显示囊肿病变累及下颌神经管。

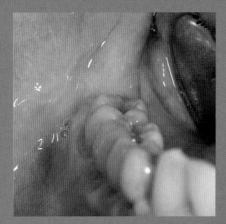

图7.137　右下第三磨牙术前口内情况。

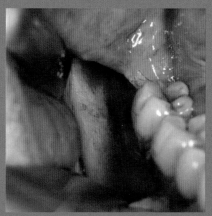

图7.138　三角瓣暴露骨面。

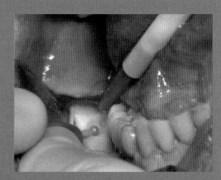

图7.139　使用球钻和直机去骨。

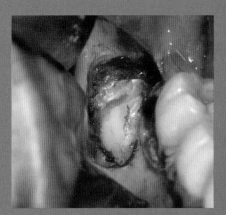

图7.140　暴露右下第三磨牙牙冠。

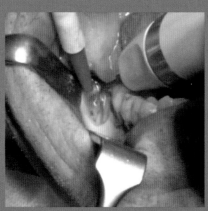

图7.141　超声骨刀去骨。

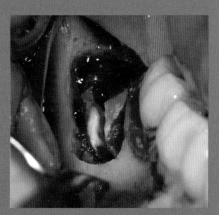

图7.142　水平分冠脱位。

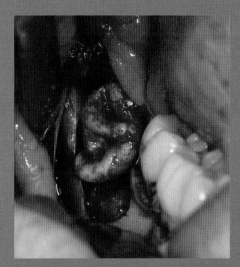

图7.143 摘除囊性病变。

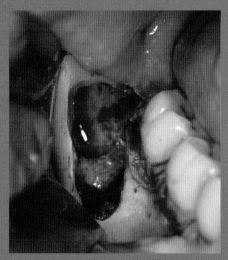

图7.144 剩余牙槽窝。

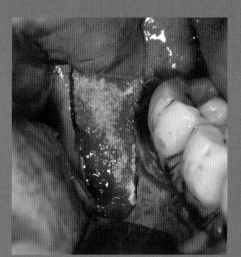

图7.145 胶原填充牙槽窝。

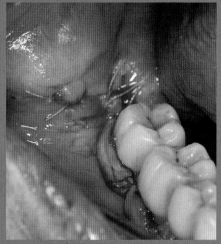

图7.146 可吸收缝线间断缝合。

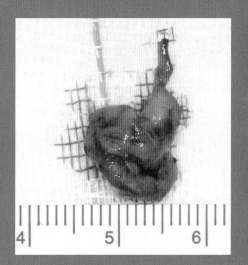

图7.147 摘除的囊肿。

接下页

接上页

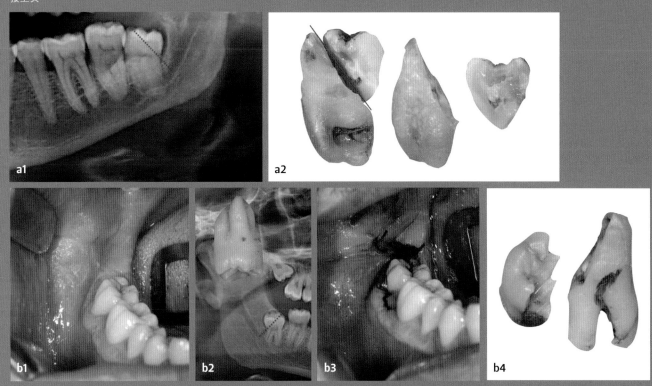

图7.148   （a，b）两例远中阻生第三磨牙病例。牙冠朝向下颌升支，因此必须使用高速涡轮机配合金刚砂车针斜向分冠，并去除远中冠部。

临床病例15

右上第二磨牙的拔除，其冠部龋坏且位于右上第三磨牙冠部和右上第一磨牙根部（异位）（图7.149～图7.159）。

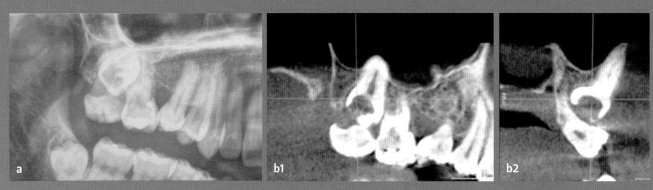

图7.149   （a）术前全景片中左上埋伏第三磨牙细节；（b）CBCT显示左上第三磨牙与第二磨牙相对。

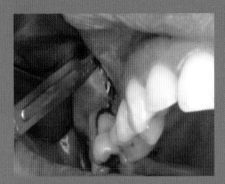

图7.150　三角瓣近中松解切口。

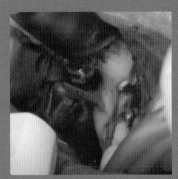

图7.151　超声骨刀去骨。

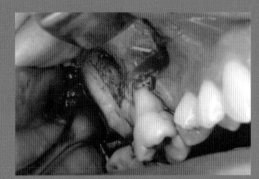

图7.152　暴露埋伏牙。

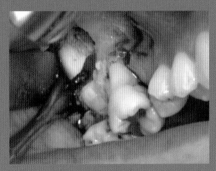

图7.153　分冠。

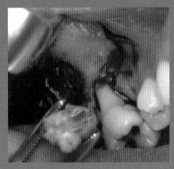

图7.154　牙根取出。

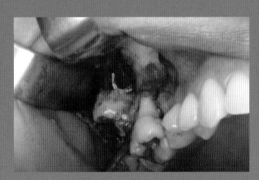

图7.155　牙冠脱位。

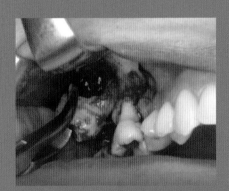

图7.156　牙冠取出。

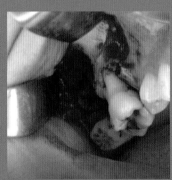

图7.157　拔牙窝与上颌窦相通。

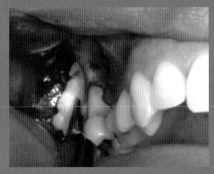

图7.158　可吸收性明胶海绵充填拔牙窝。

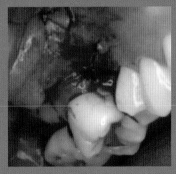

图7.159　丝线缝合。

临床病例16

左上第三磨牙的拔除，低位阻生于左上第二磨牙颈部（图7.160～图7.164）。

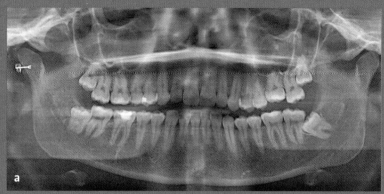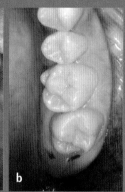

图7.160　（a）术前全景片；（b）术前口内咬合面观。

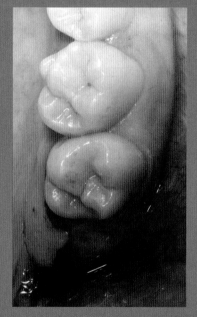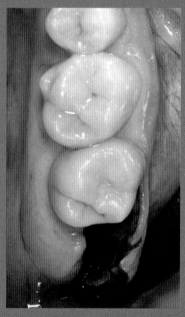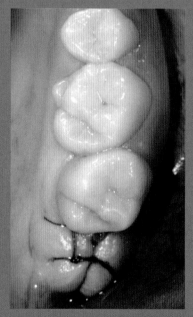

图7.161　牙槽嵴顶切口，未做减张切口。

图7.162　牙齿拔除后的牙槽窝。

图7.163　可吸收缝线间断缝合。

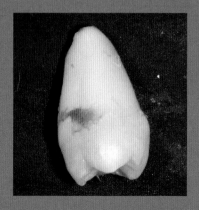

图7.164　拔除的患牙。

临床病例17

一例颊向萌出的左上第三磨牙的拔除（图7.165～图7.169）。

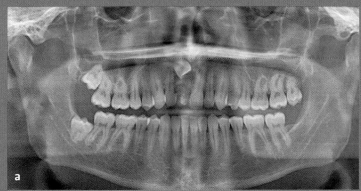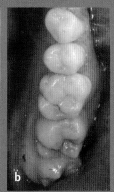

图7.165　（a）术前全景片；（b）术前口内情况。

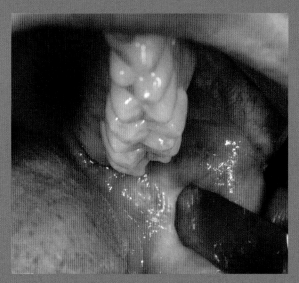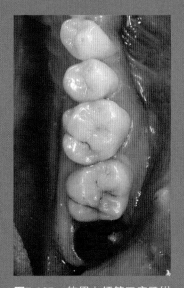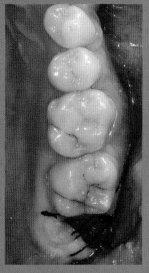

图7.166　左上第三磨牙牙尖造成颊黏膜溃疡。　　**图7.167**　使用上颌第三磨牙钳拔除患牙。　　**图7.168**　可吸收缝线间断缝合。

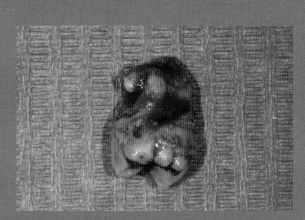

图7.169　拔除患牙的解剖形态。

临床病例18

患者为37岁女性，主诉是右上颌区疼痛。影像学检查显示右上第二磨牙根尖周炎症波及右上第三磨牙，右上第三磨牙水平阻生且与上颌窦相通。CBCT显示鼻窦区急性炎症。

因此，我们计划拔除病损较重的右上第二磨牙，再使用超声骨刀拔除右上第三磨牙（图7.170和图7.171）。

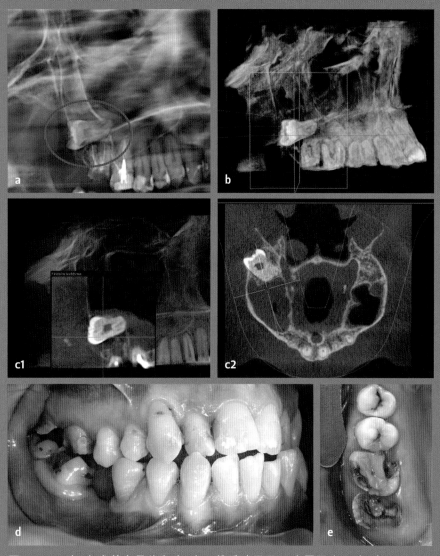

图7.170　（a）术前全景片和（b）三维重建显示18水平阻生；（c）CBCT显示右上第三磨牙与上颌窦相通；（d）术前口内情况：颊面观，可见患牙病损；（e）咬合面观。

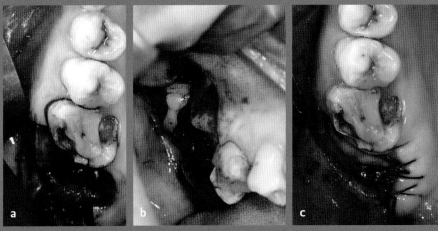

图7.171　（a）拔除病损严重的右上第二磨牙；（b）术中暴露骨面用超声骨刀去骨后，可见右上第三磨牙牙冠；（c）间断缝合。

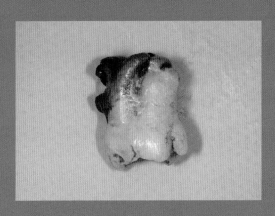

图7.172　拔除的右上第三磨牙。

推荐阅读

BEZIAT JL, BERA JC, LAVANDIER B, GLEIZAL A. Ultrasonic osteotomy as a new technique in craniomaxillofacial surgery. *Int J Oral Maxillofac Surg* 2007;36(6):493-500.

CHIAPASCO M. *Manual of oral surgery*. Edra, Milano; 2018.

CHIAPASCO M. *Procedure di chirurgia orale nel rispetto dell'anatomia*. Utet Scienze Mediche, Torino; 2007.

JIANG Q, QIU Y, YANG C ET AL. Piezoelectric versus conventional rotary techniques for impacted third molar extraction. A meta-analysis of randomized controlled trials. *Medicine (Baltimore)* 2015;94(41):e1685.

MAIORANA C, GROSSI GB, BORGONOVO AE, SCARPELLI M. *L'estrazione chirurgica degli ottavi inferiori*. Sinergie, Milano; 2006.

OIKARINEN K. Postoperative pain after mandibular third-molar surgery. *Acta Odontol Scand* 1991;49:7-13.

SRIVASTAVA P, SHETTY P, SHETTY S. Comparison of surgical outcome after impacted third molar surgery using piezotome and a conventional rotary handpiece. *Contemp Clin Dent* 2018;9(Suppl 2):S318-S324.

VERCELLOTTI T. Technological characteristics clinical indications of piezoelectric bone surgery. *Minerva Stomatol* 2004;53.

VERCELLOTTI T, DE PAOLI S, NEVINS M. The piezoelectric bony window osteotomy and sinus membrane elevation: introduction of a new technique for simplification of the sinus augmentation procedure. *Int J Periodontics Restorative Dent* 2001;21(6):561-567.

YOUNGSAM K. *Minimally invasive and atraumatic extraction of third molars*. Koonja Publishing Inc, Seoul; 2018.

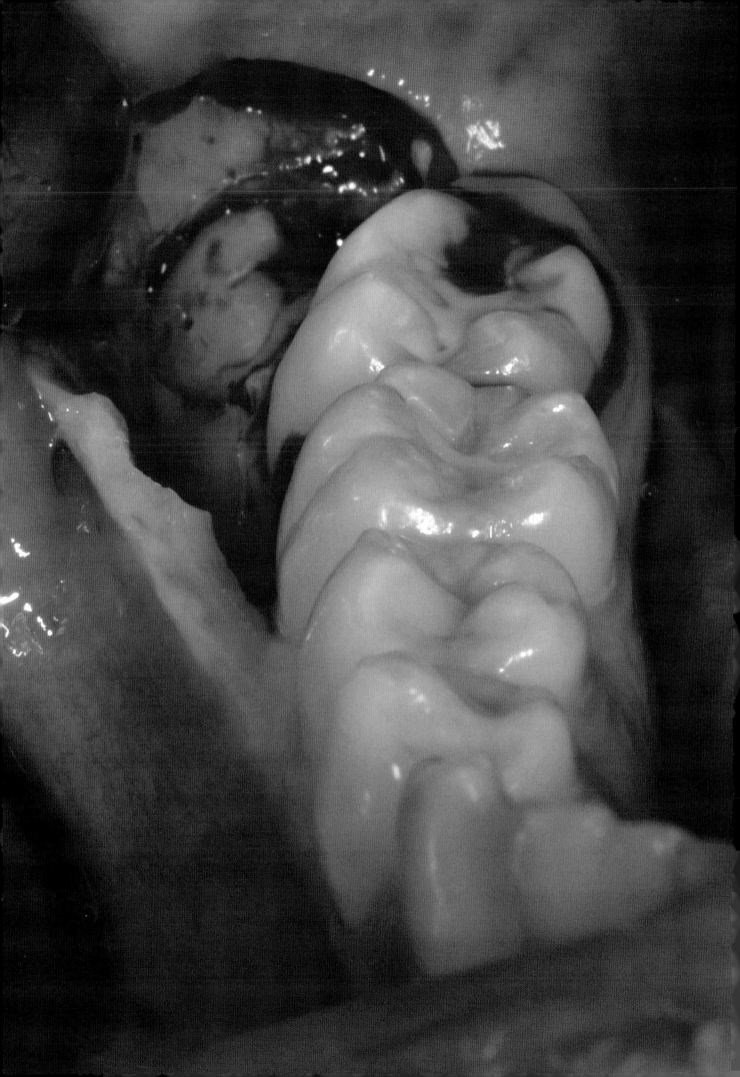

牙胚拔除的适应证及手术技巧
Germectomy Indications and surgical technique

牙胚拔除术是指第三磨牙牙根尚未完全形成时进行早期拔除。

牙胚拔除术的适宜年龄一般在15～17岁，在这个时期，牙齿开始垂直生长并逐渐向磨牙后三角区移动。因此这是牙胚拔除术的最佳时机，因为此时冠方的骨质吸收，但牙冠仍在牙龈黏膜之下，此时手术取出牙胚，没有感染的风险。

牙胚拔除的临床原则是：一旦做出合理安全的诊断，越早拔除，术中的创伤越小；相反的，越晚进行手术，随着牙胚发育得越多，增加了牙胚拔除的复杂性。

牙胚拔除术的优缺点如框8.1所示。

框8.1
牙胚拔除术的优缺点

优点

➜ 降低了拔除难度：拔除发育完全的第三磨牙比拔除尚未萌出的牙胚的创伤大很多。

➜ 术后恢复快：拔除后可更快地恢复咀嚼功能。

➜ 轻微的并发症：损伤智齿邻近组织的风险大大减小。

缺点

➜ 这是一项在青春期进行的手术，需要适当的心理干预。

➜ 患者的配合性及依从性相对较差。

适应证

以下是第三磨牙牙胚拔除的适应证：

○ 牙量骨量不调的情况下，纠正牙齿的大小（应有弧长）和上下牙弓周长（现有弧长）的差异，使牙齿正确排列形成正确的弓形

○ 正畸治疗以获得空间，如同拔除第一、第二磨牙的正畸治疗来增加横向空间，减少治疗本身引起的副作用

○ 牙胚的形态及位置不正，可能出现萌出障碍

○ 牙胚的病理性改变（囊肿形成）

下面报告的4个病例，显示了右下第三磨牙的牙胚，通过全景片可以预测其不良的萌出方向，因此决定拔除牙胚（预防性拔除）。

外科技术

1 牙龈切口：角形瓣切开牙龈，在切开分离舌侧瓣时，通过插入剥离子牙对舌侧瓣进行保护，是非常重要的。

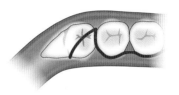

角形瓣切开，切口在第一、第二磨牙龈乳头的基部。

2 去骨方法：通过涡轮机球钻磨除牙冠上方骨质，然后通过超声骨刀进行冠周骨质去除，注意勿损伤第二磨牙远中牙根。

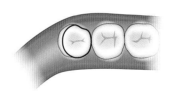

磨除牙冠上方骨质暴露牙冠。

3 分牙术：分牙时必须遵从微创的理念。通过涡轮机金刚砂车针，从颊侧向舌侧分牙，不必完全磨穿舌侧，通过牙挺可将其分断取出。必要时，需要进一步切割，使其可以顺利取出。

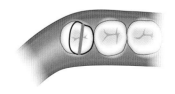

利用涡轮机金刚砂车针进行分牙。

4 牙槽窝检查：通过大量生理盐水冲洗，去除牙槽骨及牙齿碎片，并去除残留牙囊。

5 缝合。

临床病例1

16岁男性患者（图8.1 ~ 图8.11）。

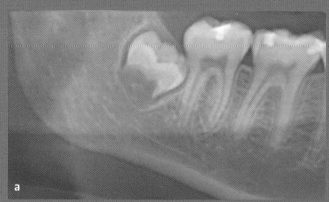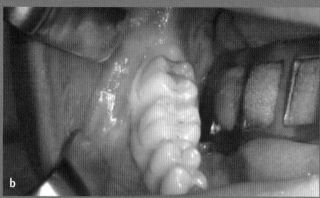

图8.1 （a）术前全景片显示：48牙胚完全埋伏；（b）术前口内情况。

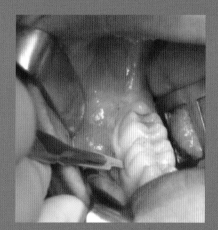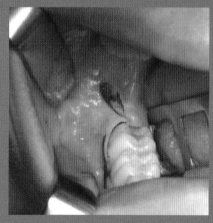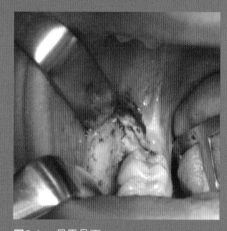

图8.2 第一、第二磨牙龈乳头基部切口。　**图8.3** 三角瓣远中切口向颊侧倾斜。　**图8.4** 暴露骨面。

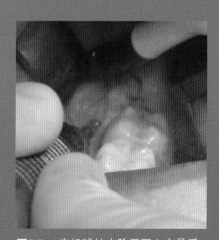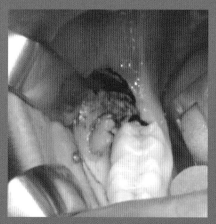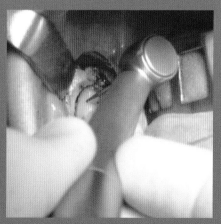

图8.5 直机球钻去除牙冠上方骨质。　**图8.6** 暴露下颌第三磨牙牙冠。　**图8.7** 分割牙冠以利于取出。

接下页

接上页

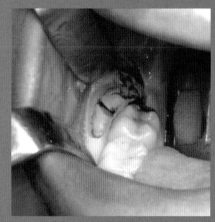

图8.8 分割牙冠。

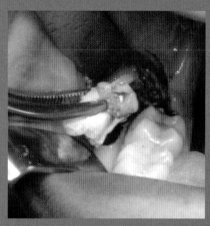

图8.9 将牙胚分成两个碎片取出。

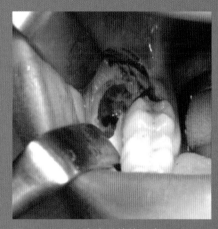

图8.10 牙胚拔除后的拔牙窝。

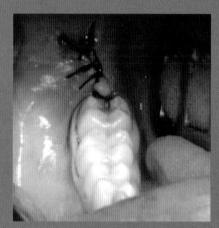

图8.11 丝线间断缝合。

临床病例2

15岁女性患者（图8.12～图8.28）。

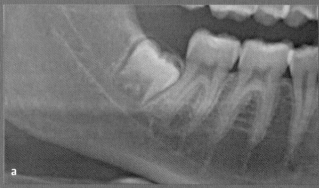

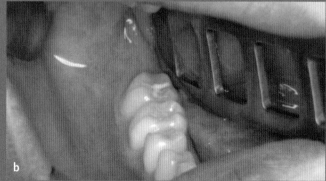

图8.12 （a）术前X线片显示：48牙胚完全埋伏；（b）术前口内情况。

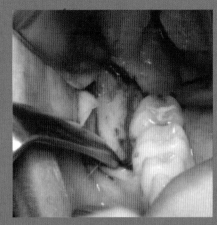

图8.13　三角形瓣翻开，骨面暴露。

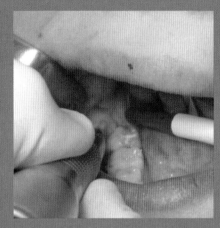

图8.14　直机球钻去除冠方骨质。

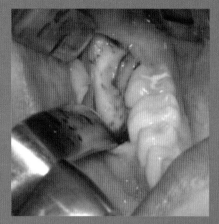

图8.15　暴露牙冠。

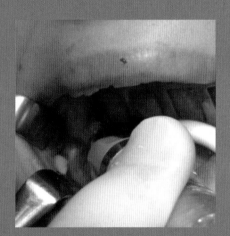

图8.16　超声骨刀去骨。

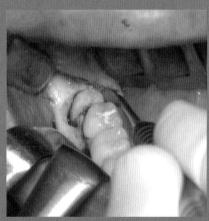

图8.17　去骨完成状态。

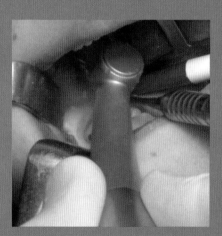

图8.18　涡轮机分牙，避免过度去骨。

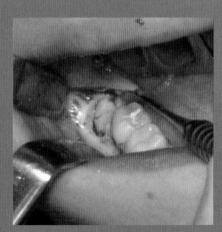

图8.19　牙冠一分为二。

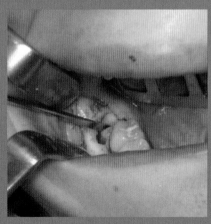

图8.20　使用直挺把这两部分折裂。

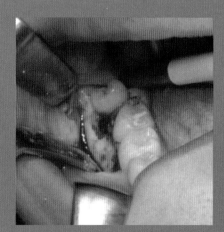

图8.21　取出脱位的第一部分碎片。

接下页

接上页

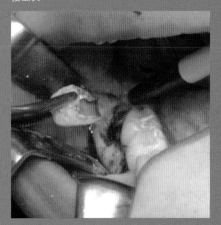

图8.22　取出牙胚牙冠碎片。

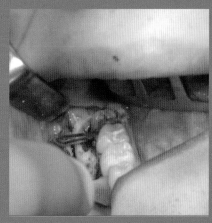

图8.23　取出第二部分牙冠碎片。

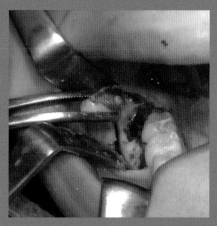

图8.24　取出牙胚牙冠远中部分。

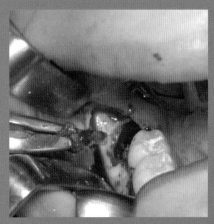

图8.25　牙胚牙冠碎片，摘除牙囊。

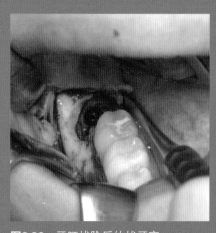

图8.26　牙胚拔除后的拔牙窝。

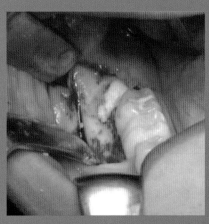

图8.27　拔牙窝填塞可吸收性明胶海绵。

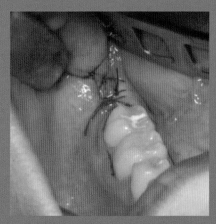

图8.28　可吸收缝线间断缝合。

临床病例3

17岁女性患者（图8.29～图8.42）。

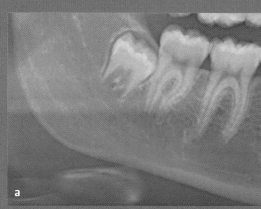 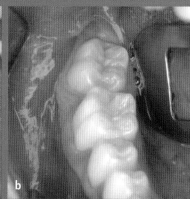

图8.29 （a）术前X线片显示：48牙胚完全埋伏；（b）术前口内情况。

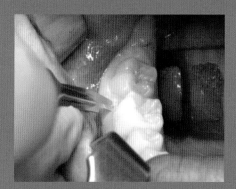 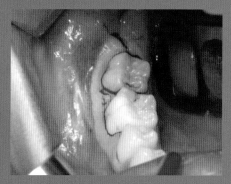

图8.30 保留46、47牙间乳头的水平切口。 **图8.31** 设计三角形瓣切口。

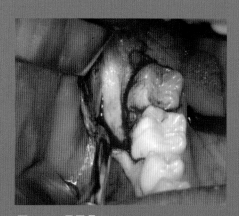 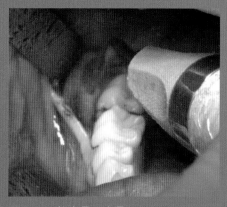

图8.32 暴露骨面。 **图8.33** 超声骨刀去骨。

接下页

接上页

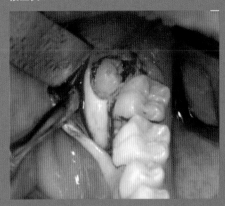

图8.34 右下颌第三磨牙牙胚冠。

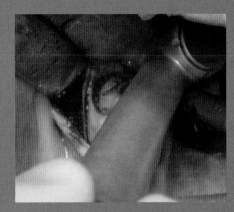

图8.35 涡轮机分牙。

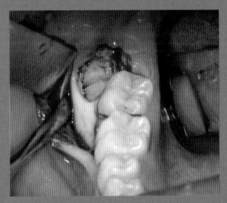

图8.36 分割牙胚牙冠。

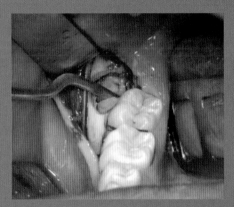

图8.37 专用的挺子折裂牙冠。

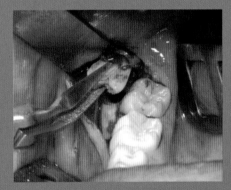

图8.38 取出牙冠的近中部分。

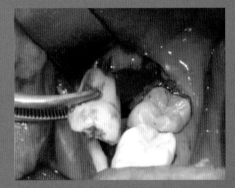

图8.39 取出牙冠的远中部分。

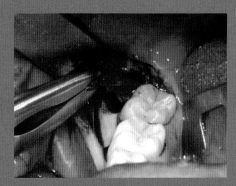

图8.40　取出牙囊。

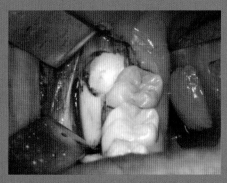

图8.41　拔牙窝填塞可吸收性明胶海绵。

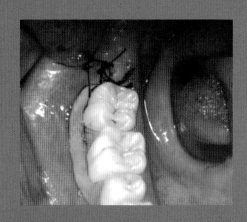

图8.42　间断缝合。

临床病例4

16岁女性患者（图8.43～图8.54）。

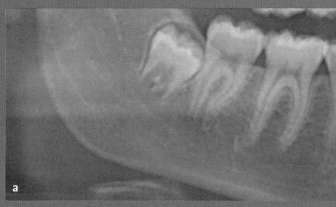
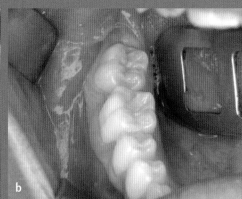

图8.43　（a）术前X线片显示：右下第三磨牙牙胚；（b）口内情况。

接下页

接上页

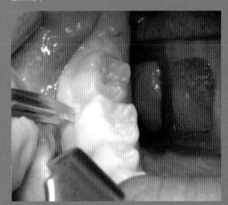

图8.44　三角形瓣切开。

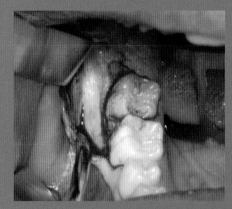

图8.45　暴露骨面。

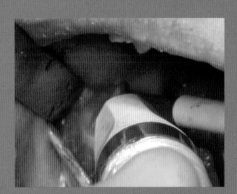

图8.46　超声骨刀去骨。

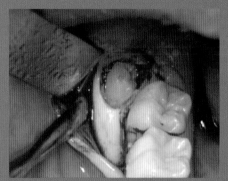

图8.47　暴露第三磨牙牙冠。

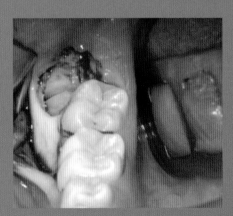

图8.48　牙胚牙冠分割。

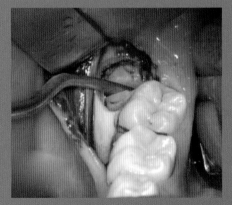

图8.49　S形牙挺分牙。

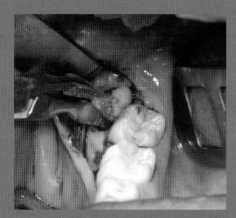

图8.50 取出牙冠近中部分。

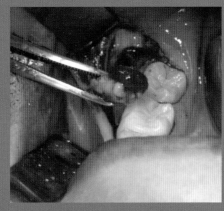

图8.51 取出牙冠远中部分。

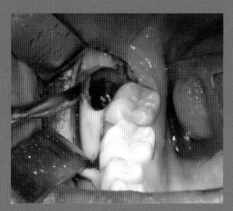

图8.52 术后拔牙窝。

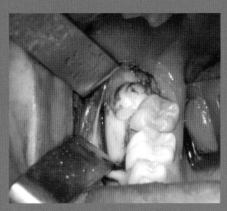

图8.53 拔牙窝填塞胶原蛋白。

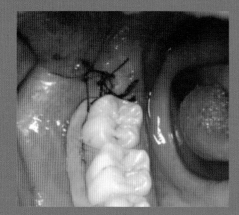

图8.54 间断缝合伤口。

推荐阅读

CHIAPASCO M. *Manual of oral surgery.* Edra, Milano; 2018.

CHIAPASCO M. *Procedure di chirurgia orale nel rispetto dell'anatomia.* Utet Scienze Mediche, Milano; 2007.

KORBENDAU JM, KORBENDAU X. *L'extraction de la Dent de Sagesse.* Quintessence international (1 novembre 2001).

MAIORANA C, GROSSI GB, BORGONOVO AE, SCARPELLI M. *L'estrazione chirurgica degli ottavi inferiori.* Sinergie Edizioni, Milano; 2006.

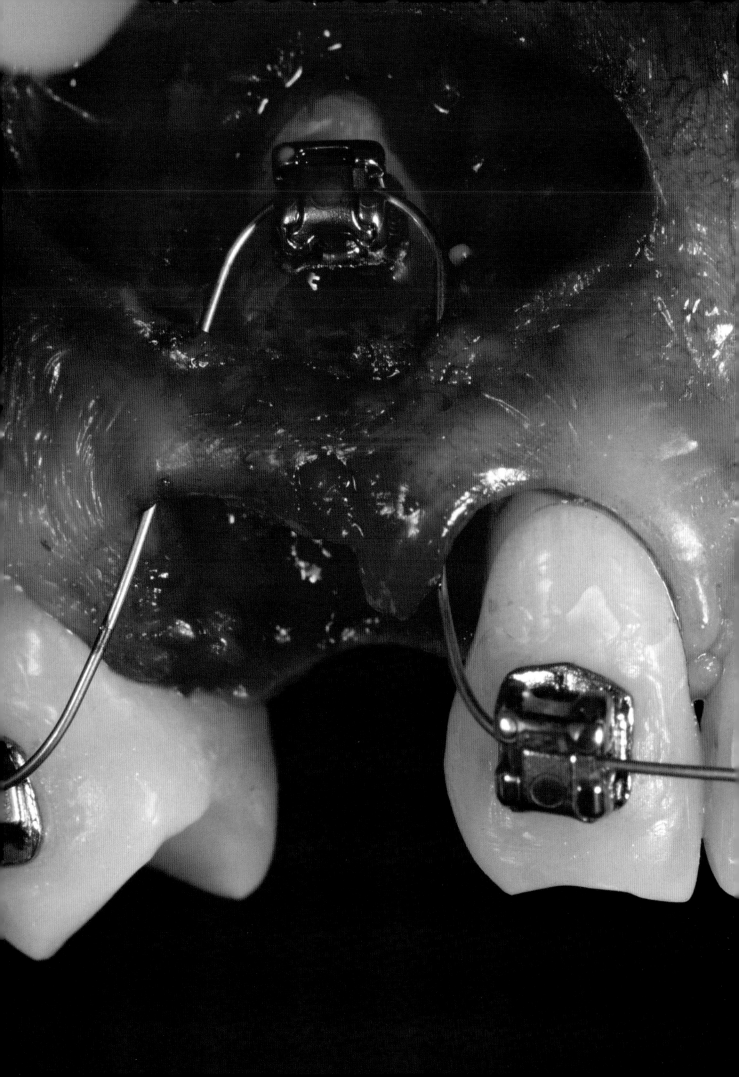

多生牙以及外科-正畸联合治疗
Surgical–orthodontic recovery and supernumerary teeth

牙齿的**萌出异常**导致患者更难达到最佳的美学正畸效果。

不同牙位的牙齿发育和萌出异常的**发生率**是不一样的，由高到低的顺序是：上颌和下颌第三磨牙、上颌尖牙、第二前磨牙、上颌中切牙、下颌尖牙、第二磨牙、侧切牙、第一前磨牙。

对其的**治疗**主要取决于咬合因素、埋伏牙的位置，以及移动埋伏牙和损伤相邻牙齿的可能性。

所有类型埋伏牙的治疗都是大同小异的，要么拔除，要么通过外科手术暴露，在牙弓中扩展足够空间后牵引至正常位置。如果能有足够的空间，除了第三磨牙之外，术者可以通过正畸治疗恢复其正常的排列；相反，如果不能获得足够的空间，外科医生则应和正畸医生的共同协商，确定要拔除的牙齿，以获得最佳的牙齿排列。

埋伏阻生牙

第二磨牙埋伏阻生

下颌第二磨牙的近中边缘常近中低位嵌在第一磨牙远中轴角。

- 通过外科或正畸方法矫正排齐牙齿，但是在治疗过程中可能会有牙髓坏死、牙根粘连或牙根吸收等并发症
- 拔除第二磨牙，让智齿在其位置萌出（图9.1～图9.13）

前磨牙埋伏阻生

如果牙弓中有足够的间隙，术者可以对埋伏牙进行手术暴露和正畸排齐；或者，术者可以将埋伏牙拔除，患者则需按该牙先天缺失一样治疗（图9.14）。

临床病例1

无法通过正畸复位，同期拔除高位阻生的双侧下颌第三磨牙和低位阻生的双侧下颌第二磨牙（图9.1～图9.13）。

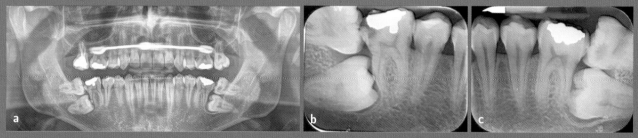

图9.1　（a～c）术前全景片和口内X线片显示双侧第二磨牙和第三磨牙埋伏阻生。

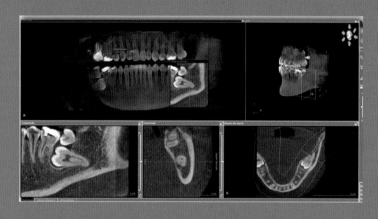

图9.2　CBCT检查可以很清晰地看出下颌管的连续性。

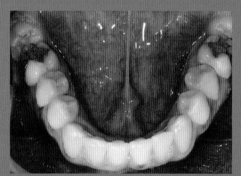

图9.3　术前口内情况，咬合面观。

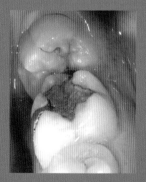

图9.4　阻生的下颌右侧第三磨牙。

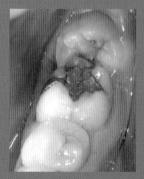

图9.5　阻生的下颌左侧第三磨牙。

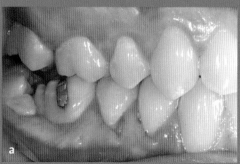

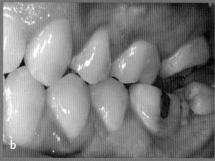

图9.6　（a）右侧咬合情况；（b）左侧咬合情况。

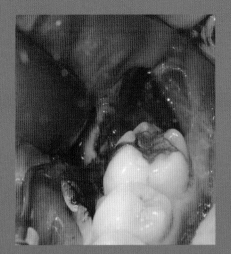

图9.7　右下第三磨牙超声骨刀去骨。

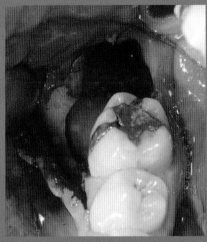

图9.8　右下第二磨牙和第三磨牙的脱位。

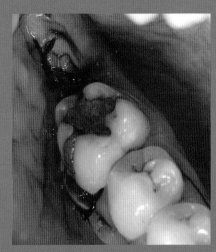

图9.9　右下第三磨牙拔牙创丝线缝合。

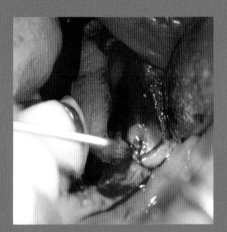

图9.10　左下第二磨牙脱位。

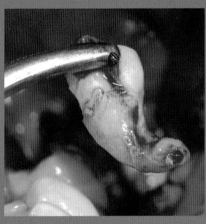

图9.11　左下第二磨牙牙根解剖形态。

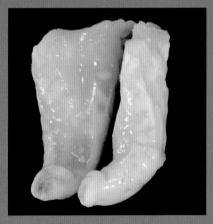

图9.12　拔除后可观察到明显的弯曲。

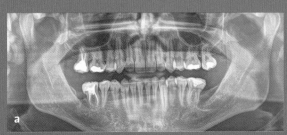

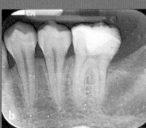

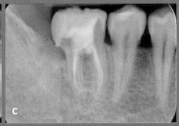

图9.13　（a～c）拔牙术后8个月的X线影像。

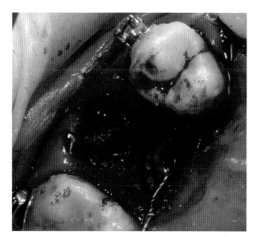

图9.14　乳牙拔除后，外科−正畸联合治疗牵引埋伏阻生的前磨牙。

尖牙埋伏阻生

尖牙的埋伏阻生和异位萌出也时有发生（1%～3%的发病率），其治疗往往需要正畸医生和口腔外科医生的合作。

其病因可分为全身性因素（如内分泌缺陷）和局部因素：牙量骨量的不调；乳牙过早脱落、牙胚位置异常、骨融合、囊肿或牙瘤、创伤、医源性或特发性原因。

埋伏阻生的诊断

诊断基本上是基于临床检查和影像学检查。

临床检查

○ 14～15岁后，恒尖牙迟萌或乳尖牙滞留
○ 没有正常的牙齿隆起
○ 腭侧出现隆起
○ 侧切牙迟萌或移位

影像学检查

虽然全景片、上颌前部𬌗面片和根尖片可以用来评估尖牙的位置，但使用CBCT可以更为精确地了解阻生牙的真实位置。

准确定位阻生牙的位置，从而确定手术方式以及衡量正畸力的使用，评估可能的牙齿吸收量和对相邻牙齿的损伤至关重要。

治疗方案

错𬌗畸形的临床和影像学检查对于以下治疗方案的选择是必需的：

○ 如果患者不希望处理埋伏牙，那就不要进行治疗，但是在这种情况下，正畸医生必须定期检查埋伏牙的情况
○ 尖牙自体移植：拔除埋伏的尖牙并将它移植到乳尖牙的位置
○ 义齿修复尖牙
○ 外科手术暴露尖牙并进行正畸牵引，将埋伏牙排齐（**最好且最建议的治疗方案**）

埋伏尖牙拔除的适应证

尽管很少拔除尖牙（图9.15），但是在下列情况下仍不失为一个有效的选择：

○ 存在根尖粘连的情况
○ 存在牙根内吸收或外吸收的情况
○ 牙根损伤严重
○ 尖牙埋伏位置难以牵引，例如，尖牙埋伏在中切牙和侧切牙牙根之间
○ 第一前磨牙完全代替占据了尖牙位置
○ 存在病理性改变（囊肿或炎症）
○ 尖牙为水平埋伏（不利于正畸牵引）

腭侧阻生尖牙

尖牙腭侧阻生的概率要高于唇侧阻生，二者的比例为3∶1。腭侧阻生尖牙常为水平位置，唇侧阻生尖牙则多为更有利于正畸牵引的垂直位置。

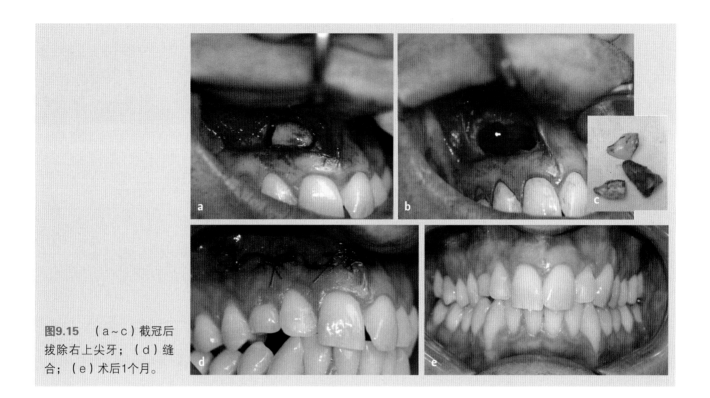

图9.15 （a~c）截冠后拔除右上尖牙；（d）缝合；（e）术后1个月。

有两种方法暴露腭侧埋伏尖牙：

○ **外科暴露以助其自然萌出**：当尖牙轴倾度正常不需要调整其倾斜度时，这种方法是十分有效的。这种方法主要的缺点是萌出缓慢且无法干预其萌出方向。外科操作使用超声骨刀以尽可能地减少伤害

○ **外科暴露并粘接正畸附件**（图9.16~图9.20）：制备信封瓣后，为避免损伤尖牙牙冠以及更大的损伤，术者使用超声骨刀去除骨质并暴露尖牙牙冠。外科暴露后，术者在牙冠上粘接正畸附件。使用超声骨刀减少损伤及使用轻力正畸移动，可以保存牙周组织的完整性及最低限度减少牙槽骨的丧失

前庭阻生尖牙

尖牙前庭阻生不很常见，主要是由于牙弓间隙不足引起的。在外科暴露前，术者需要先拓展牙弓间隙以足够容纳尖牙的排齐。主要有两种方法外科暴露前庭阻生尖牙（图9.21~图9.42）。

○ **根向复位皮瓣**：这可以降低牙龈组织张力，特别是在阻生尖牙需要龅向移动较大距离的情况下

○ **开放式复位**：外科暴露牙齿后，术者粘接正畸附件，再用黏膜瓣覆盖牙齿

从临床的角度来看，这两种解决方案都是可以接受的，而且根向复位黏膜瓣能够提供更多角化龈，牙龈形态更为美观。

临床病例2

外科–正畸复位腭侧阻生的右上尖牙（图9.16 ~ 图9.20）。

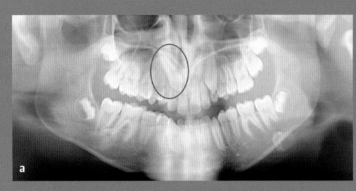

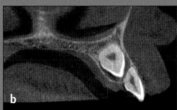

图9.16 （a）术前全景X线片显示右上埋伏阻生尖牙的腭侧位置；（b）CBCT显示右上埋伏阻生尖牙的腭侧位置。

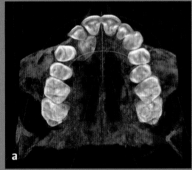 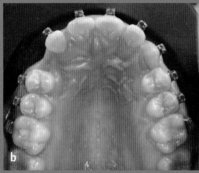 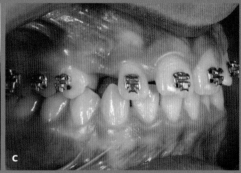

图9.17 （a）三维重建显示阻生牙在腭侧位置；（b）术前咬合情况；（c）侧面观。

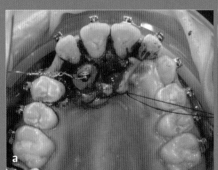 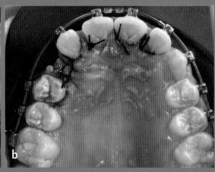

图9.18 （a，b）信封瓣，去骨，粘接正畸附件。

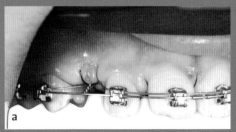 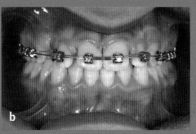

图9.19 缝合和正畸牵引。

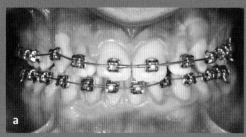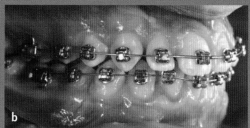

图9.20 （a，b）右上尖牙在牙弓中排齐复位。

临床病例3

外科–正畸牵引前庭侧阻生的双侧上颌尖牙（图9.21～图9.29）。

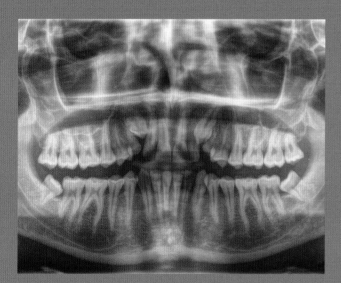

图9.21 术前全景片显示上颌埋伏阻生尖牙。

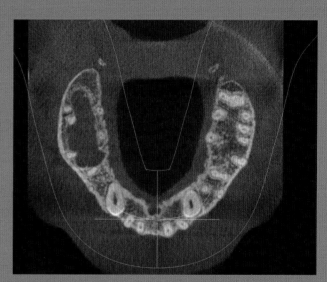

图9.22 CBCT显示前庭阻生尖牙的位置。

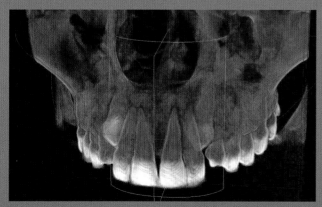

图9.23 三维重建显示前庭阻生上颌尖牙位置。

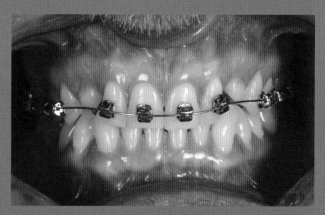

图9.24 术前乳尖牙临床情况。

接下页

接上页

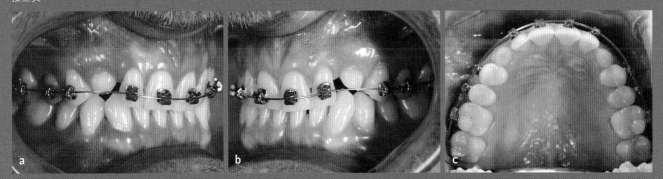

图9.25　术前情况。（a）右侧观；（b）左侧观；（c）殆面观。

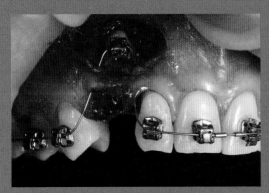

图9.26　暴露右上尖牙并粘接正畸附件进行牵引。

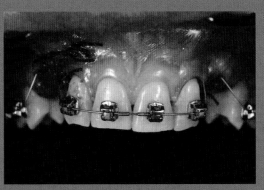

图9.27　由于左上尖牙更靠近冠方，术者采用了开放式的外科-正畸牵引复位。

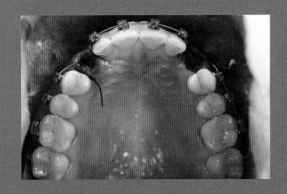

图9.28　外科-正畸牵引复位殆面观。

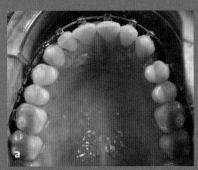

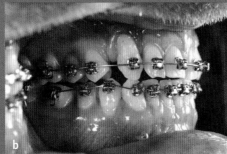

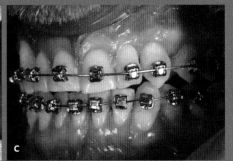

图9.29　（a~c）阻生尖牙的复位。

临床病例4

外科-正畸牵引腭侧阻生的左上尖牙（图9.30和图9.31）。

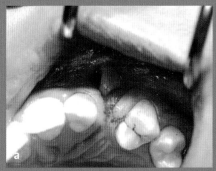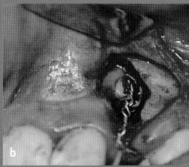

图9.30　暴露阻生牙并粘接正畸附件用于牵引。

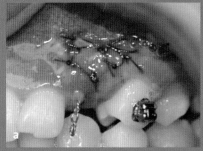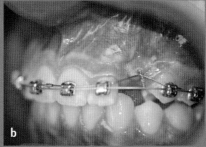

图9.31　缝合并行正畸牵引。

临床病例5

外科-正畸复位腭侧阻生的右上尖牙（图9.32～图9.39）。

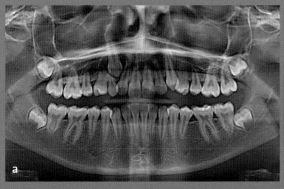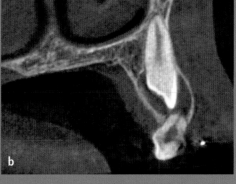

图9.32　（a）术前全景片显示右上尖牙囊腔；（b）CBCT评估阻生牙确切位置。

接下页

接上页

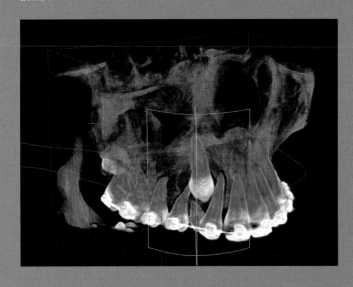

图9.33   三维重建显示阻生牙在
前庭侧位置。

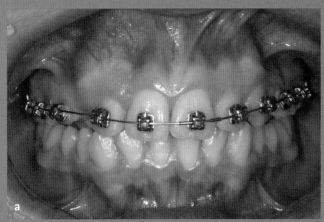

a

b

图9.34   （a）术前口内情况；（b）侧面观。

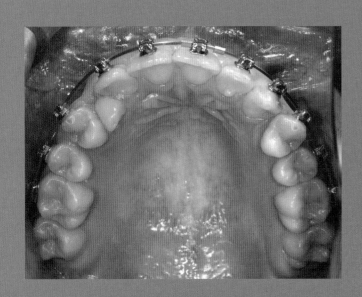

图9.35   𬌗面观：可见乳尖牙存在。

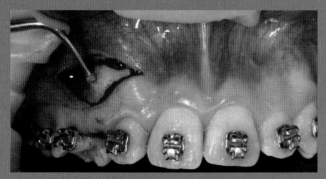

图9.36　半月形皮瓣并用超声骨刀去骨。

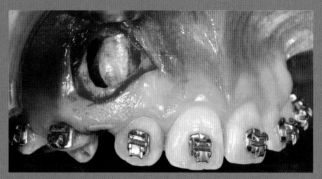

图9.37　去骨后尖牙暴露。

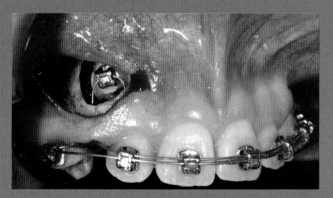

图9.38　粘接正畸附件并进行牵引。

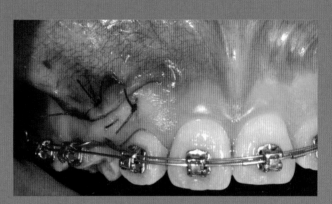

图9.39　可吸收线褥式缝合。

临床病例6

外科–正畸牵引浅表前庭阻生的右上尖牙（图9.40和图9.41）。

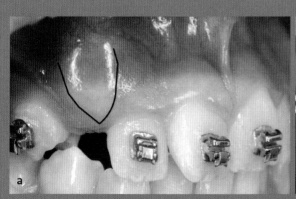

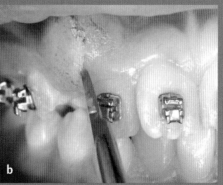

图9.40　（a，b）前庭向复位。

接下页

接上页

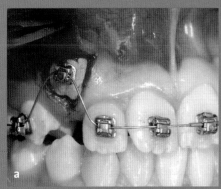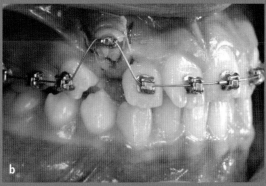

图9.41　（a，b）正畸牵引。

临床病例7

外科–正畸复位浅表前庭向埋伏阻生的右上尖牙（图9.42）。

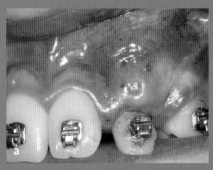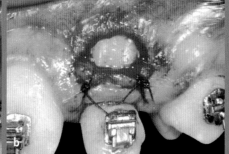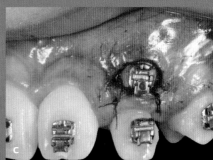

图9.42　（a~c）微创前庭向复位。

表9.1 多生牙的分类

根据牙齿形状	根据牙齿位置
多生牙：形态和正常牙相似，很难鉴别诊断	正中多生牙：位于上颌中切牙之间
畸形牙：形态异常，似圆锥状、结节状或磨牙形态	副磨牙：位于第二磨牙和第三磨牙之间
	前磨牙：远端的牙齿与第三磨牙相比
	副前磨牙：位于前磨牙位置

多生牙

多生牙是指相比于正常牙弓组成的牙齿之外的额外牙齿。多生牙的发生率为0.1%～3.6%；其中80%的病例仅有1颗多生牙，12%～23%的病例有2颗多生牙。多生牙常见于上颌骨前部或上颌中切牙之间，又被称为正中多生牙；也可见于上下颌第三磨牙或上颌前磨牙水平。

多生牙可以根据其形状或位置进行分类，详见表9.1。

多生牙可以引起拥挤、错位并影响其他牙齿的正常萌出；因此对于多生牙的治疗方案多为拔除（图9.43～图9.49）。在个别病例中，术者可以保留多生牙并将其像正常牙齿一样排列在牙弓中。

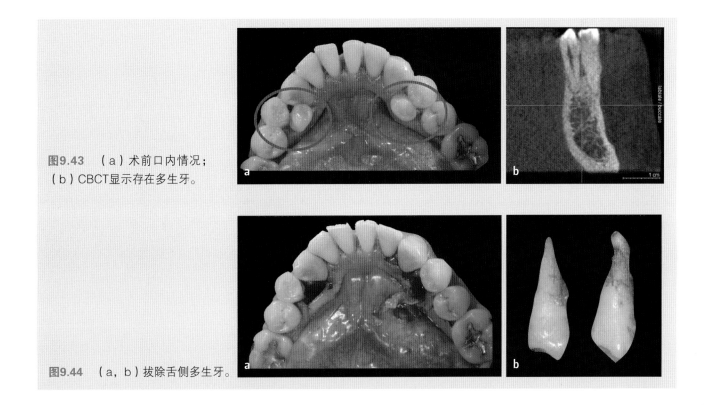

图9.43 （a）术前口内情况；（b）CBCT显示存在多生牙。

图9.44 （a，b）拔除舌侧多生牙。

临床病例8

腭侧多生牙（正中多生牙）的拔除（图9.45～图9.49）。

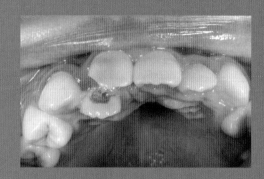

图9.45　术前口内情况。

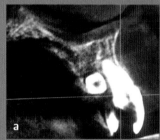 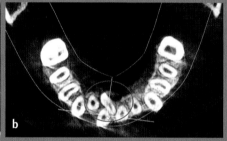

图9.46　（a，b）CBCT显示正中多生牙。

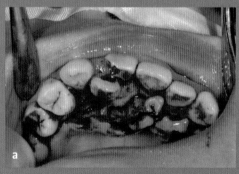 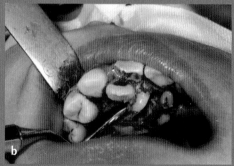

图9.47　（a，b）腭侧入路拔除正中多生牙。

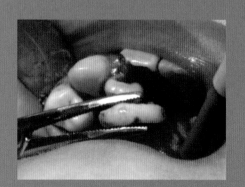 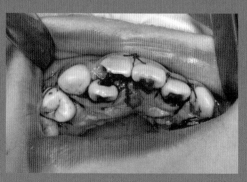

图9.48　拔除的正中多生牙。　　图9.49　可吸收线间断缝合。

推荐阅读

CRESCINI N. *Trattamento chirurgico-ortodontico dei canini inclusi.* Edizioni Martina, Bologna; 1998.

LA LUCE M. *Terapie ortodontiche.* Edra, Milano; 2015.

NANDA R, URIBE FA. *I trattamenti ortodontici complessi.* Edra, Milano; 2017.

POLIMENI A. *Odontoiatria pediatrica*, 2ª ed. Edra, Milano; 2019.

PROFFIT WR, FIELDS HW, SARVER DM. *Contemporary Orthodontics* 5th Edition. Elsevier; 2012.

RAKOSI T., JONAS I., GRABER T.M. *Orthodontic diagnosis,* Thieme Publishing Group, New York; 1992

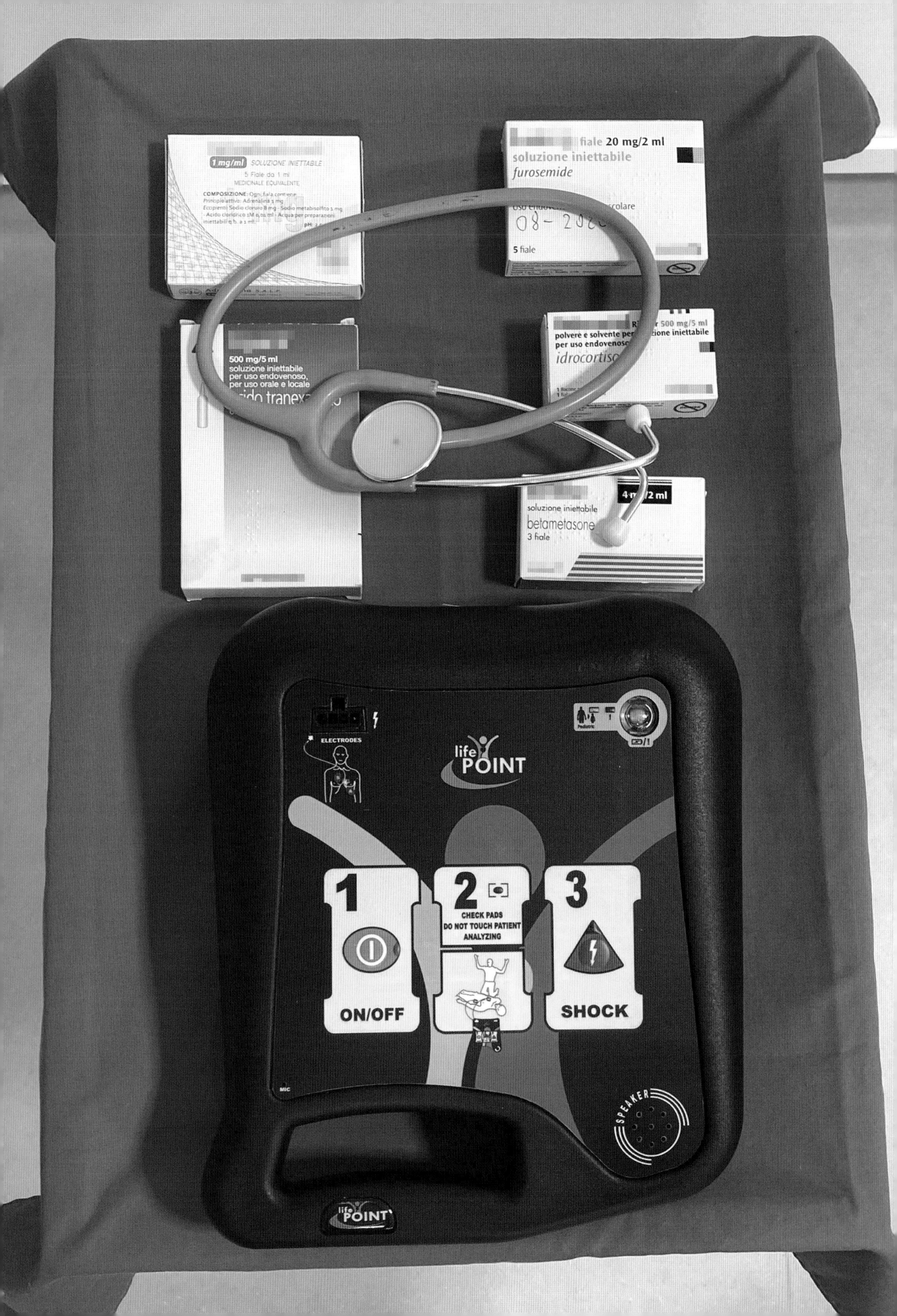
1 mg/ml SOLUZIONE INIETTABILE
fiale 20 mg/2 ml
soluzione iniettabile
furosemide
5 fiale
500 mg/5 ml
soluzione iniettabile
per uso endovenoso,
per uso orale e locale
soluzione iniettabile
betametasone
3 fiale
ELECTRODES
life POINT
1
ON/OFF
2
CHECK PADS
DO NOT TOUCH PATIENT
ANALYZING
3
SHOCK
SPEAKER
MIC

术前和术后的药物使用及高危患者的管理

Pre- and postsurgical pharmacology and management of patients at risk

术前术后用药

术前治疗

任何手术之前，都应该进行一次或多次口腔卫生清洁以减少细菌感染。0.12%氯己定的疗效等于0.20%氯己定的疗效。因此我们要求每天使用0.12%的氯己定漱口2次（早、晚各1次）。漱口在手术前3天开始，共需要持续10天。其中术后12小时暂停漱口，以免影响血凝块的稳定。

抗生素应用

抗生素可以作为**治疗**或**预防**使用。

在抗生素治疗中，患者需在手术前72小时服用抗生素，并持续服用6天［每12小时1片（1g）］：这种方法适用于活动性感染患者。如果患者出现明显的脓肿，前3天的用药剂量为每8小时1片（1g）。

抗生素预防已被证明，可以有效减少感染或术后并发症，并且副作用小。笔者使用的**超短期计量**的抗生素预防方案是，**术前1小时给予2g阿莫西林和克拉维酸（875mg阿莫西林+125mg克拉维酸），然后每12小时1片，持续5天**。在青霉素过敏的情况下，则改用500mg的克拉霉素。发表在2016年10月的《Oral Surgery》《Oral Medicine》《Oral Pathology and Oral Radiology》的系统综述上，**也包括2012年之后进行的研究，表明在第三磨牙拔除时，全身预防性使用抗生素，可降低术后感染和干槽症的风险**。

止痛药

在术后麻醉效果停止及炎症发生之前及时开始镇痛治疗是十分重要的。最好是使用一些抗炎、抗水肿、止痛的药物（比如尼美舒利、萘普生、酮洛芬、酮咯酸和双氯芬酸），但是要避免服用乙酰水杨酸类药物（如阿司匹林）以防止出血。对乙酰氨基酚不是很有效，但在对其他止痛药不耐受的情况下是有用的。相关剂量为前两天每8小时1片，餐后服用。然后术者根据患者症状及手术情况来决定是否继续使用药物治疗。

皮质激素类药物

在阻生牙拔除术中使用激素药物已被证明对患者术后病程有积极的作用，特别是在手术后的前几个小时和手术后的第一天。

服药方案

- 静脉注射：开始手术治疗之前注射4mg地塞米松磷酸钠；事实上手术前给药可以明显减轻术后肿胀
- 肌肉注射：手术后在咬肌内注射4mg地塞米松磷酸钠

需要特别注意的是，糖尿病患者使用可的松类药物会导致血糖水平升高。

高危患者的管理

糖尿病患者

2型糖尿病

糖尿病不是手术治疗的禁忌证。我们有必要对疾病的持续时间、并发症的存在、糖尿病的治疗，以及目前的治疗进行评估。事实上，大多数糖尿病患者也接受抗凝/抗血小板药物、降压药物和降脂药物的治疗。此外，有必要通过检测糖化血红蛋白水平评估血糖的控制情况。

糖尿病患者如果正在接受胰岛素治疗，则应在上午或下午早些时候进行牙齿拔除或口腔手术。需要全身应用抗生素来预防术后经常出现的感染并发症：建议选用广谱青霉素类、头孢菌素类或大环内酯类抗生素。

1型糖尿病

- 在这种情况下，糖尿病患者应该在上午早餐后1～3小时进行牙齿拔除或口腔手术，而且他们可能需要注射胰岛素
- 此外，应同时进行抗血小板治疗

可能的并发症已在表10.1列出。

抗凝治疗患者

几十年来，用于口服抗凝治疗的药物包括维生素K拮抗剂（VKA）[醋硝香豆素（Sintrom）和华法林（Aldocumar）]，以及针对使用VKA有风险或禁忌证的患者应用的血小板聚集抑制剂。然而，这些抗凝药物会引起副作用并与几种药物和食物产生相互作用。此外，虽然抗血栓作用已经在服药后48～72小时出现，但是凝血因子要在治疗5天后才真正减少。

目前，提供最佳临床使用可能性的"新"口服抗凝药物可归类为直接凝血酶抑制剂和口服抑制剂的激活因子X。这些被分为两个不同的组。属于第

表10.1   糖尿病患者可能的并发症

低血糖	糖尿病昏迷症（酮症酸中毒）
· 症状：饥饿、出汗、震颤	· 症状：无意识、呼吸异常、丙酮呼吸
· 诊断：术者必须立即测量血糖水平	· 诊断：术者必须立即测量血糖水平
· 治疗：用一勺糖兑半杯水并立即饮用	· 治疗：立即在肩部或腹部皮下注射8～10单位快速作用胰岛素。并立即拨打急救医疗服务电话

一组的抗凝血剂是竞争性的凝血酶抑制剂（因子
Ⅱa），无论抗凝血酶存在与否，它都可避免纤维蛋
白原产生纤维蛋白，并能灭活游离（可溶性）以及
和纤维蛋白结合的凝血酶。这一组包括西美拉加群
和达比加群酯。相反，属于第二组的抗凝血剂以其
自由或凝血酶原复合物的形式与Ⅹa因子的活性位
点结合，从而阻断了其与凝血酶的相互作用。新的
口服抗凝血剂是安全和有效的，其优点包括作用快
速、不需要不断监测，很少与其他药物或食物相互
作用以及广泛的治疗范围。但是，这些药物价格比
较昂贵，有些还没有特定的解药。

　　对于用这些药物治疗的患者的手术治疗，除非
专科医生另有要求，在进行有创牙科手术时，不需
要停药或改用其他药物。

　　可以说，目前相关文献不建议将中断基于**口服
抗凝药物**的治疗来作为完成大多数牙科手术的必
要措施。重要的是要记住，**术前国际标准化比率
（INR）的评估是最重要的决策要素**。超过可操作
性水平的患者，设定为3.5，可以给予基于肝素的替
代治疗，但始终要征求主治医生意见并保持一致。

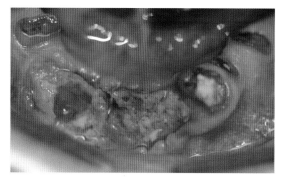

图10.1　使用双膦酸盐药物的患者拔牙后的下颌骨骨坏死。

双膦酸盐治疗的患者

　　虽然没有明确的数据，但文献显示，12%的静
脉注射治疗患者以及4%的口服给药患者在治疗中会
受到骨坏死的影响（图10.1）。对于口服给药的治
疗3年以上的患者，骨坏死的风险将增大，甚至有报
道给药几周后就出现骨坏死病例。专家也不知道双
膦酸盐治疗中断后骨坏死的风险会持续多久，因为
颌骨中会有较高浓度的药物滞留。

　　使用双膦酸盐的患者的治疗方案见表10.2。

表10.2　使用双膦酸盐患者的治疗方案*

使用双膦酸盐＞3年	· 与主治医生联系，商定手术前和术后3个月暂停药物治疗（口腔手术后最好暂停1年） · 在第一次评估和手术开始前评估Ctx的剂量 · 如果Ctx值≥150pg/mL则进行操作 · 拟定关于**BON**风险的详细知情同意
使用双膦酸盐＜3年	· 在没有临床和X线显示**BON**恶化风险的情况下，签订详细的手术同意书后，对Ctx值＞150pg/mL患者进行手术 · 联系专科医生同意手术后的"药物假期"
使用双膦酸盐＜3年，在存在其他风险因素（类固醇治疗，骨硬化）	· 同意术前3个月的"药物假期" · 如果Ctx值＜为150pg/mL，则将手术推迟3个月，并重新测Ctx · 如果Ctx值＞为150pg/mL，则进行手术 · 同意术后暂停双膦酸盐给药直至出现恢复迹象

*Marx RE, Sawatari Y, Fortin M, Broumand V. Bisphosphonates-induced exposed bone (osteonecrosis/osteopetrosis) of the jaws: risk factors, recognition, prevention, and treatment. J Oral Maxillofac Surg 2005 Nov;63(11):1567-1575.

术后注意事项

出血

出血的情况下，术者必须使用氨甲环酸（Tranex）漱口液含漱，严格应用推荐的剂量。

或者，术者应用氨甲环酸浸泡一个大棉球或纱布，并将其咬在伤口上至少15分钟。

饮食

在手术当天，患者不要进食热的食物，并且一定不要接触到手术区域。因此，患者不要用缝合伤口周围的牙齿咀嚼。

对于手术后两餐，建议吃冰激凌，因为它含有糖，这是一种有效地防止血凝块脱落的物质，有助于伤口愈合，抑制出血并利用其低温促进血管收缩。随后，患者应吃软食，这样不会对手术区域造成创伤。

热的食物和酒精会引起血管扩张，从而导致出血。

手术后的**前72小时**必须避免饮酒和吸烟。在大多数情况下，专家会建议直至拆线前要避免吸烟。

口腔卫生

患者必须绝对禁止在受手术涉及的牙齿或缝合伤口的周围使用牙刷进行日常口腔清洁。

可以使用温和的氯己定漱口液进行必要的消毒和清洁。

通常可以在手术后24小时对距离手术区域较远的牙齿进行刷牙。

急救手推车

用于诊断并能提供有效和及时治疗的仪器及适当的药物，应随时可用。

急救手推车配备一切必要的工具和药品，以备急救时使用。

基本设备

→ 多功能监护仪，能够自动检测主要生命体征，如血压、动脉血氧饱和度、心率等主要生命体征。

→ 自动体外除颤仪。

→ 带有储气囊的氧气面罩、吸氧管和连接器、氧气瓶。

→ 用于取出异物的Magill钳、手动吸引器和急救包。

紧急药品

→ 氧气

→ 肾上腺素（过敏反应、哮喘）

→ 硝酸甘油（心绞痛）

→ 沙丁胺醇（支气管痉挛）

→ 乙酰水杨酸（心肌梗死）

→ 氢化可的松（过敏反应）

→ 铵盐（昏厥）

→ 糖基物质（低血糖）

→ 氟马西尼（苯二氮䓬类）

→ 纳洛酮（阿片类）

手术后10天内不要戴用旧的活动义齿，旧的活动义齿应当进行适当的调磨和重衬。

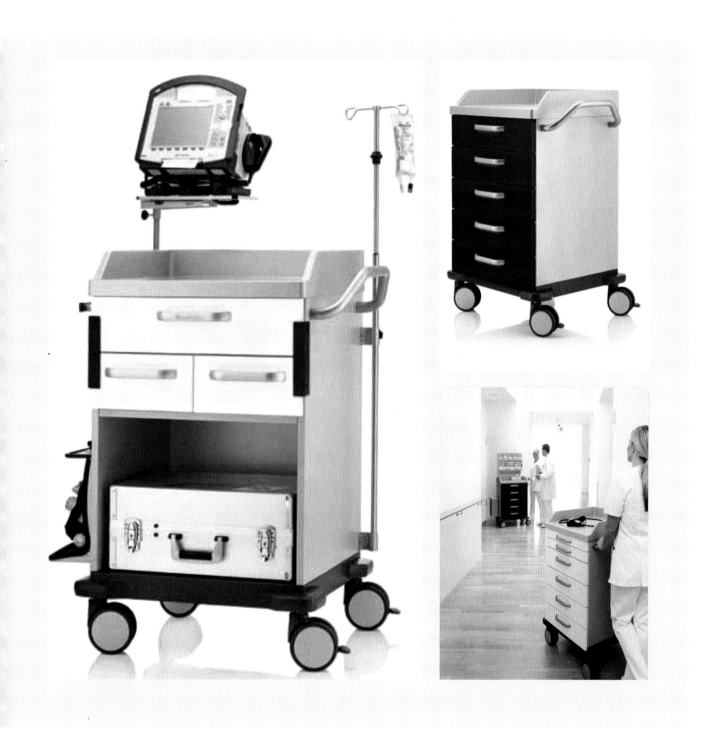

推荐阅读

Argenton S, Chiumello D. *La gestione delle emergenze nello studio odontoiatrico.* ACME, Viterbo; 2016.
Korbendau JM, Korbendau X. *L'extraction de la Dent de Sagesse.* Quintessence international (1 novembre 2001).

Maiorana C, Grossi GB, Borgonovo AE, Scarpelli M. *L'estrazione chirurgica degli ottavi inferiori.* Sinergie Edizioni, Milano; 2006.

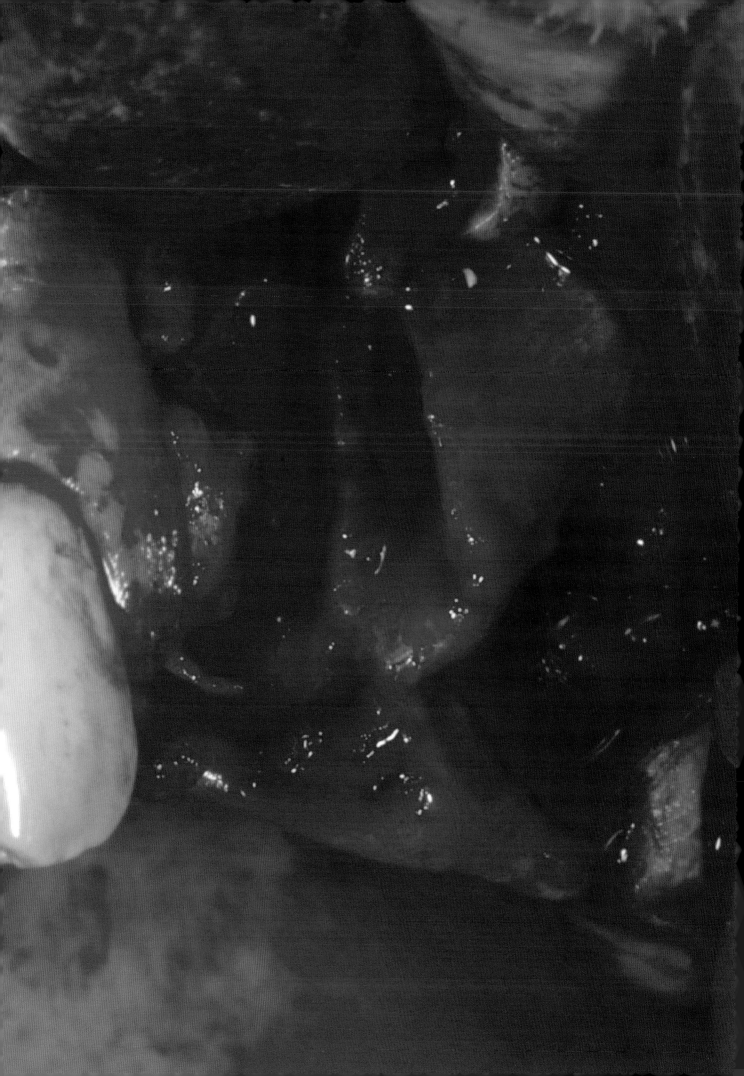

术中和术后并发症
Intraoperative and postoperative complications

术中并发症

口腔外科手术术中常见并发症如下。

邻牙损伤

在拔除第三磨牙时，由于支点是邻牙而不是牙槽骨，过度用力或器械使用不当可导致第二磨牙脱位和半脱位。此外，使用涡轮机工具会对邻牙冠造成损伤。

颞下颌关节脱位

在拔除阻生牙过程中，长时间大张口，让下颌骨处于张开状态，颞下颌关节受到应力。使用开口器是有效缓解方式，因为它帮助下颌骨保持稳定状态。

如果发生颞下颌关节脱位，需要在肌肉痉挛发生之前立即采取干预措施。对磨牙区施加压力，首先向下，然后向后，进行复位。

牙根/根尖折断

当牙根弯曲并存在根间骨间隔时，如没有进行牙体分割就尝试拔牙，可能导致根折（图11.1~图11.3）。这种情况同样发生在死髓牙或中度骨粘连的牙齿。根尖靠近下牙槽神经管，使用普通涡轮工具损害下牙槽神经完整性的风险较高，可以选择超声骨刀进行手术治疗。

为了防止根折，必须进行准确的放射学诊断，在弯曲和分离的牙根存在的情况下设计分割，并避免施加过大的力。

骨折

在骨质致密的情况下，施加过大的力会导致牙槽骨骨折，它经常发生在第三磨牙的舌侧骨板。更严重的情况下，会发生基骨水平（下颌角骨折）（图11.4~图11.6）。这种骨折非常罕见，如果遵循正确的手术方案，发生的可能性很小。

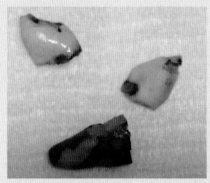

图11.1　拔牙过程中阻生尖牙的牙冠折断。

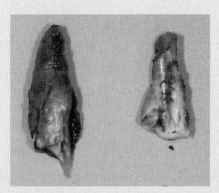

图11.2　阻生和粘连的上颌尖牙的牙根折断。

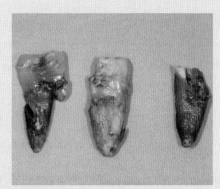

图11.3　拔除下颌第三磨牙的牙根折断。

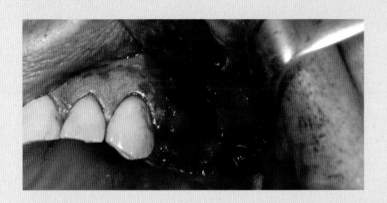

图11.4　阻生牙脱位致前庭沟牙槽突骨折。

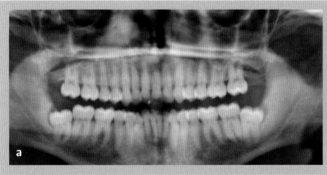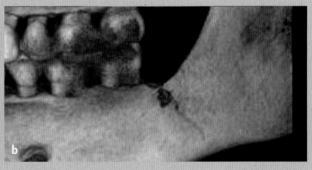

图11.5　（a，b）低位左下第三磨牙拔除致下颌角骨折。

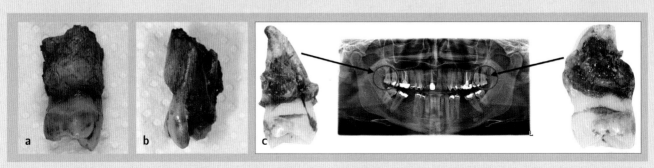

图11.6　（a，b）上颌智齿与部分上颌结节的细节；（c）右上第三磨牙和左上第三磨牙的脱位；上述两种情况，上颌结节发生骨折，都是发生在拔除与上颌结节融合的牙根的时候。

阻生位置深在，与囊性病变粘连的牙齿存在更大骨折风险。一旦发生骨折，需要应用内固定进行骨折断端的复位和固定。患者需要流质或半流质饮食至少2个月。另一个常见的骨折区域是上颌第三磨牙水平的上颌结节；因此，建议永远不要使用暴力。

软组织撕裂伤

最常见的并发症是由于皮瓣设计不当或在牵拉过程中施加过大的力导致的皮瓣过度拉伸。皮瓣撕裂导致延迟愈合和术后更严重的水肿，因为每次骨膜受损时，都会触发炎症过程（导致患者更严重的不适）。

此外，临床治疗中会遇到外科手机引起的唇擦伤、联合、机械创伤和热创伤（图11.7）。

为了尽量减少这些并发症，应使用拉钩和剥离器来充分保护软组织；因此，在手术中有手术助手非常重要。

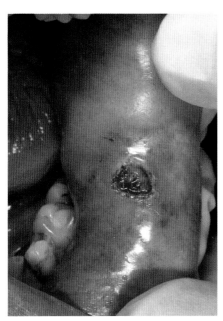

图11.7　在下颌第三磨牙拔除过程中，由直机头过热引起的颊黏膜损伤。

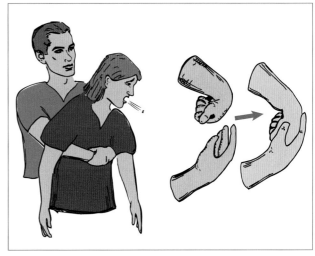

图11.8　海姆立克急救法。

气道异物

气道异物是一种罕见的并发症，使用不正确的技术可导致牙齿或其碎片移位进入气道，从而导致不同程度的严重并发症，从轻度阻塞到窒息，导致无法呼吸、意识丧失、迅速发绀。在这种情况下，应鼓励患者咳嗽或进行海姆立克急救法（图11.8），受试者以站立位或坐位进行5次腹部按压，以促进异物排出。

术后并发症

下面介绍口腔手术的主要术后并发症。

水肿

由于手术的侵袭性有一定变异，术后一定程度的水肿是正常的，这是由软组织和骨膜的创伤引起的。水肿在第2天或第3天达到最大程度，并逐渐减轻。因此，第一时间告知患者术后可能的病情进展非常重要。

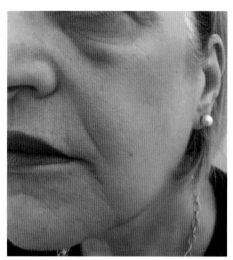

图11.9   第三磨牙拔除术后水肿伴眶区淤血。

使用超声骨刀设备对硬组织和软组织的创伤较小，可以减少术后水肿。在最初24小时内，冰敷患处似乎对水肿有一定程度的改善，尽管尚无研究证明这种方法的有效性。相反，已证实术前给予可的松（4mg）可显著降低术后水肿的风险（图11.9）。

张口受限

张口受限是咀嚼肌（咬肌）痉挛，引起的张口限制。它是由创伤后咀嚼肌炎症引起的，术后立即发生，并可持续数周。过度的软组织创伤或皮瓣的过度牵拉可导致这类并发症的发生。

其治疗包括半流质饮食，同时给予非甾体抗炎药和可能的肌肉松弛剂。重要的是首先告知患者，指导其逐渐张口，以缩短恢复时间。

疼痛

疼痛是阻生牙拔除手术的常见术后并发症。术后第1天疼痛程度最大，术后第4天、第5天程度降低。

为了减少不适感，建议在麻醉作用消失之前，即在患者出现疼痛之前，进行镇痛和抗感染治疗。至少在术后48小时内，进行镇痛药物治疗是非常重要和必需的。

血肿、出血和瘀斑

由于口腔内血运丰富，每次手术都意味着一定程度的出血（图11.10和图11.11）。

出血问题主要涉及以下方面：

o 凝血功能障碍（接受抗凝治疗的患者）

o 对重要解剖结构保护不足导致意外损伤

轻度出血

轻度出血较为常见。事实上，一个简单的黏膜切开就会引起一定程度的出血，在门诊很容易处理。治疗方法如表11.1所示。

严重出血

虽然严重出血发生概率较低，但它属于真正的医疗急症（图11.12）。

在下颌第三磨牙手术或种植牙手术过程中可能损伤如下牙槽动脉的血管，可以使用浸有氨甲环酸的拭子压迫骨腔内的血管15分钟进行止血。

表11.1   轻度出血的治疗

· 用浸有氨甲环酸的纱布或棉签压迫
· 用可吸收线结扎血管
· 使用骨蜡
· 使用双极电凝

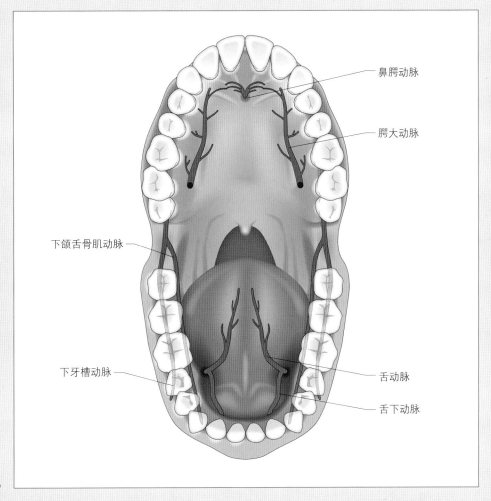

图11.10 口腔的主要动脉血管。

鼻腭动脉

腭大动脉

下颌舌骨肌动脉

下牙槽动脉

舌动脉

舌下动脉

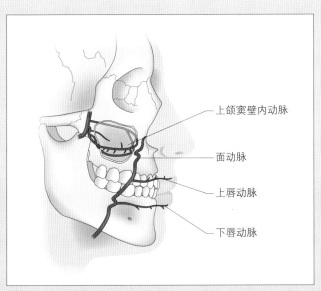

上颌窦壁内动脉

面动脉

上唇动脉

下唇动脉

图11.11 手术相关主要动脉血管。

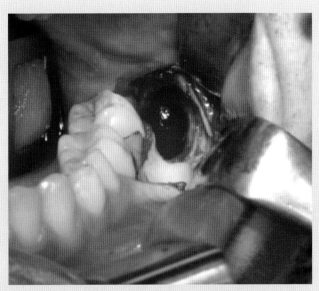

图11.12 38拔除导致下颌管破损后的牙槽窝内出血。

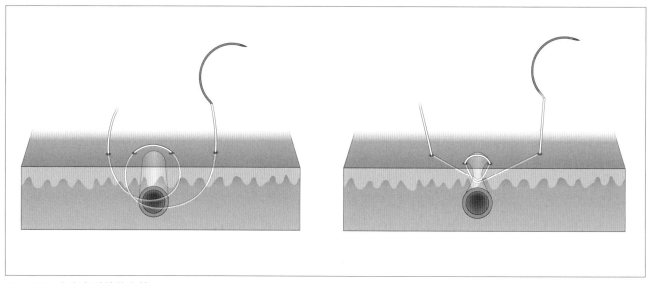

图11.13　大出血时结扎血管。

换句话说，在软组织出血的情况下，最好使用双极电凝器直接夹闭血管并进行精确和快速的凝固。

另一种可行方案是出血点周围血管的结扎（图11.13）。

瘀斑

瘀斑是由于血液外渗引起的皮肤颜色改变，由于重力作用，倾向于在倾斜区域着色，并在术后第4天或第5天从红紫色变为淤青色（图11.14）。目前，还没有治疗方法，但是有必要告知患者这种可能的并发症。

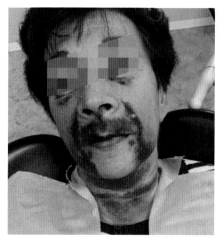

图11.14　接受抗凝剂治疗的患者的弥散性瘀斑。

干槽症

干槽症是一种令人非常烦恼的并发症，它是由于纤溶酶原激活为纤溶酶，进而溶解纤维蛋白而引起血块溶解。

它会引起非常剧烈的疼痛，并伴随淋巴结肿大和腐臭以及灰白色腐败坏死的牙槽窝（图11.15）。

以下是一些诱发因素：

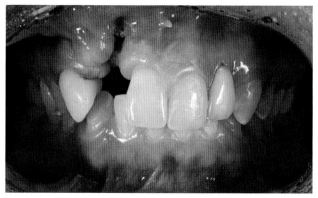

图11.15　拔牙后干槽症伴死骨。

○ 拔牙导致的创伤

○ 吸烟

○ 口腔卫生差

○ 牙齿感染史

○ 雌激素的使用量

○ 女性

○ 年龄在40~50岁之间

治疗方法如下：

○ 在不含血管收缩剂麻醉下进行牙槽窝搔刮，促进牙槽窝出血

○ 使用氯己定漱口水

○ 使用氯己定凝胶

○ 采用抗生素支持治疗来预防感染

神经系统并发症

神经损伤主要发生于与下颌第三磨牙相关的下牙槽神经和舌神经。

损伤机制见表11.2。

舌神经损伤

在涉及舌侧翻瓣的病例中，造成第三磨牙舌神经暂时性损伤（最长持续时间为术后1天）的发生率为0.4%和1.5%，而该神经长时间损伤（超过6个月）的发生率为0.5%~20%。

表11.2　神经损伤机制

·压迫（通常与水肿、血液外渗或脱位和撕脱过程中的牙根压迫作用相关）
·拉伸（撕脱过程中）
·直接切割神经纤维（使用锐器）
·热冲击（因使用旋转工具而未进行冲洗所致）
·针刺（针头的作用和麻醉剂的化学作用）
·毒性（由于麻醉剂的临床作用）

由舌神经损伤引起的症状

○ 感觉完全丧失（麻木）

○ 敏感性降低（感觉减退）

○ 敏感性病理性增加（感觉过敏）

○ 疼痛（10%~15%的病例）

○ 咀嚼障碍是由于不能感觉到食物，从而影响舌头搅拌食物

○ 舌缘发音和咀嚼的改变

○ 因舌麻木而导致的心理障碍

下牙槽神经的麻醉

因下颌第三磨牙手术导致的暂时性下牙槽神经病变病程超过7天的发生率为1%~5%，而持续性病变（超过6个月）的发生率为0.1%~0.9%。

下牙槽神经损伤引起的症状

○ 感觉丧失（麻木）

○ 敏感性降低（感觉减退，82.6%）

○ 神经病理性疼痛（感觉过敏，8.7%）

○ 刺痛（感觉异常，8.7%）

诊断

神经损伤的诊断相当简单：当患者表述有麻木/感觉减退或疼痛时，就要考虑存在神经损伤。

有必要了解这种改变，如感觉减退（神经失用）是否可以自愈或者可迅速缓解且无后遗症，否则（神经断离）就要预期是否长时间可以完全愈合或者部分恢复（就最终恢复情况决定）。

因此，患者的治疗应立即进行，因为干预越早，结果就越好。有几种临床检测方法可用于诊断下牙槽神经和舌神经的损伤，也易于操作，而且无创。

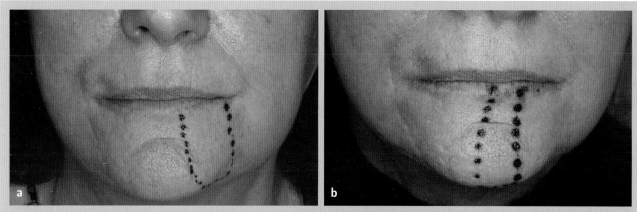

图11.16 （a）定位识别唇部感觉异常区域；（b）2个月时的对照：定位显示唇部敏感性恢复，感觉减退区域变小。

表11.3　下牙槽神经损伤的药物疗法

在避免胃损伤的大剂量可的松药物	在发现病变后的几天内减轻神经水肿
神经保护药物（L–乙酰肉碱）或促进细胞功能恢复的药物（α–硫辛酸）	在神经修复期的前几个月或显微外科手术后
抗癫痫药（普瑞巴林、卡马西平、苯妥英、巴氯芬、氯硝西泮和加巴喷丁）	疼痛持续＞12个月或在手术治疗疼痛无效的情况下
神经调节剂植入	在使用药物方法疼痛仍无法控制的时候
心理治疗	在药物治疗的慢性疼痛病例中辅助治疗

改编自：Biglioli F, Allevi F, Lozza A. Inquadramento, follow–up e terapia delle lesioni del nervo alveolare inferiore. Il Dentista Moderno, aprile 2014.

使用皮肤定位可以评估损伤受累区域。用探针点刺嘴唇，直到刺痛感消失，这样可以直观地识别因神经传导改变可能的影响范围。味觉功能测试，要求患者识别氯化钠、柠檬酸和盐酸奎宁溶液的味道与强度，以便识别舌神经的病变（图11.16）。

药物治疗

药物治疗必须在检测到神经损伤后立即进行，以促进神经修复过程。

通过研究与下颌神经损伤的相关因素，Biglioli 等提出了药物治疗的方案（表11.3），以下是包括笔者本人，所涉及药物的使用方法：

○ 盐酸雷尼替丁（150mg）：晚上服用1片，连续5天

○ 泼尼松（25mg）：每天1片，连续3天

○ α–硫辛酸和B族维生素（600mg）：每天1片，持续2个月

在怀疑神经损伤时该方案要尽快应用，其3个目的分别是促进愈合（使用可的松、神经保护药与B族维生素）、缓解急性症状、缓解疼痛（建议使用

抗抑郁药和抗癫痫药）。

　　抗癫痫药（普瑞巴林、卡马西平、苯妥英、巴

氯芬、氯硝西泮和加巴喷丁）是通常用于治疗这类疼痛的药物。

推荐阅读

ARGENTON S, CHIUMELLO D. *La gestione delle emergenze nello studio odontoiatrico*. ACME, Viterbo; 2016.

BIGLIOLI F. Diagnosi e terapia delle lesioni nervose del cavo orale. *Il Dentista Moderno* 2010;4:39-59.

BIGLIOLI F, ALLEVI F, LOZZA A. Inquadramento, follow up e terapia delle lesioni del nervo alveolare inferiore. *Il Dentista Moderno*, aprile 2014.

BIGLIOLI F, LIVIERO F, FRIGERIO A ET AL. Function of the sensate free forearm flap after partial glossectomy. *J Craniomaxillofac Surg* 2006;34(6):332-339.

CABIB C, BIGLIOLI F, VALLS-SOLÉ J ET AL. Traumatic lingual nerve injury assessed by sensory threshold and masseter inhibitory reflex. *J Neurol* 2013;260 (Suppl 1):Poster Session S230.

MAIORANA C, GROSSI GB, BORGONOVO AE, SCARPELLI M. *L'estrazione chirurgica degli ottavi inferiori*. Sinergie Edizioni, Milano; 2006.